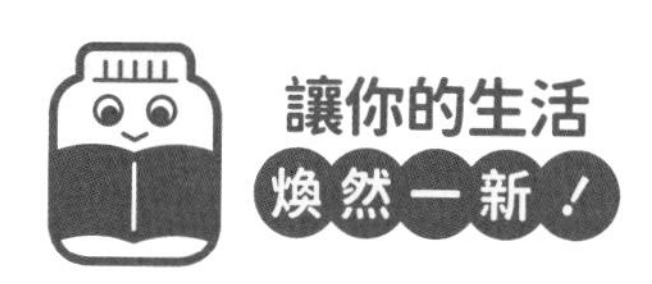

圖解 名醫傳授健康知識

耳鳴・重聽

「醫生推薦的名醫」最佳、最快的治療方式

川越耳科學診所院長
坂田 英明

瑞昇文化

只要能找出原因並以正確的方式應對，耳鳴與重聽都能獲得改善！

各位現在聽見什麼聲音呢？請放下本書，閉上雙眼，靜下心來仔細聆聽。

答案應該會因人而異吧。我們一直生活在充滿聲音的環境裡，聲音就跟空氣一樣，是理所當然的存在。實際上，當人類還在母親體內時，就已經能夠聽見聲音，聽覺也是五感中直到生命盡頭都還能發揮功用的感覺器官。雖然在我們周圍有各式各樣的聲音存在，但也有些聲音是人們沒有特別注意到的，例如，屬於秋天風情畫的蟲鳴聲。雖然也會受周圍的環境影響，但因為這個聲音出現得過於自然，有時候也會被忽略。也許對日本人而言，這是可以感受到秋意的悅耳聲響，不過對外國人來說，也有一些人會覺得這是一種噪音。日本人與外國人的聽覺機制明明是一樣的，要說是哪裡不同，那就是腦部杏仁核和海馬迴的狀態。也就是說，聲音不只與耳朵有關，和大腦也有密不可分的關係。

另一方面，明明沒有任何聲響，但有時也會聽見某些聲音，這就是耳鳴。不管是日本人還是外國人，都會感覺到耳鳴，如果要更進一步的說，所有人都會有耳鳴。但如果不在意、不會感覺不舒服、或是沒有察覺，這樣的人就沒有耳鳴的自覺。從別的角度來說，耳鳴是絕對不會消失的。據說有為耳鳴所苦的人，在就醫後被診斷為耳鳴，醫生告知「耳鳴是治不好的」，那位醫生真是大錯特錯。雖然無法讓耳鳴消失，但卻可以改善不舒服的狀態，如果因為「耳鳴無法痊癒」就置之不理，有時會讓耳鳴慢性化，進而引發重聽。

此外，引起耳鳴或重聽的原因五花八門，必須從耳朵、大腦與精神面找出原因，以及深入找出誘發該原因的背景因素才行。因為耳鳴與重聽不只會對日常生活造成困擾，如果在這些症狀背後隱藏著嚴重的疾病，還會提高失智症的發病風險，攸關性命。

聽覺會工作到最後一刻，為了守護它的健康，請閱讀本書，得到更多相關知識吧。

坂田 英明

你「聽到」的
也許就是健康的警訊！

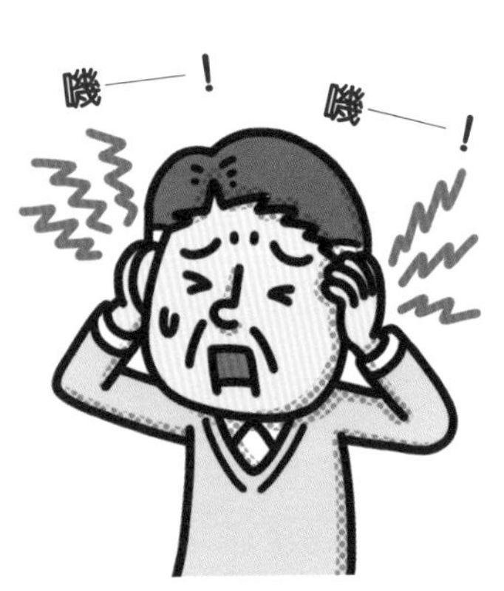

耳鳴

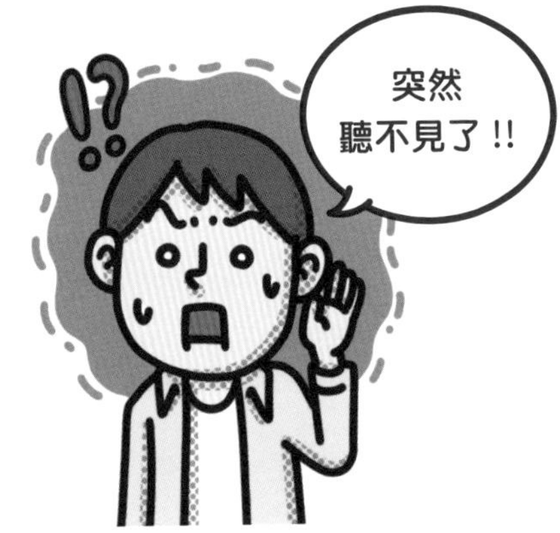

突發性聽力障礙

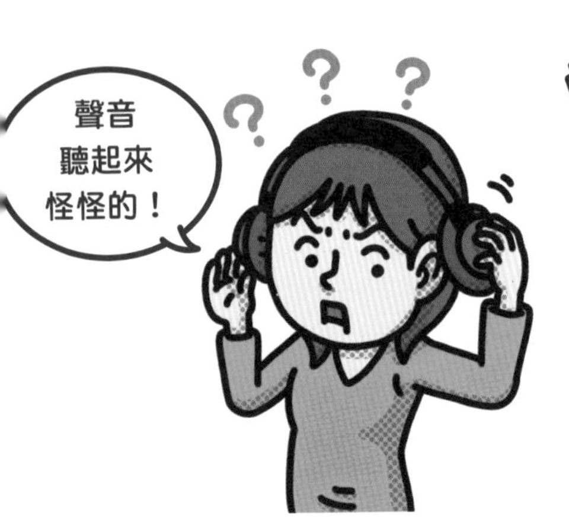

急性外傷性聽力障礙

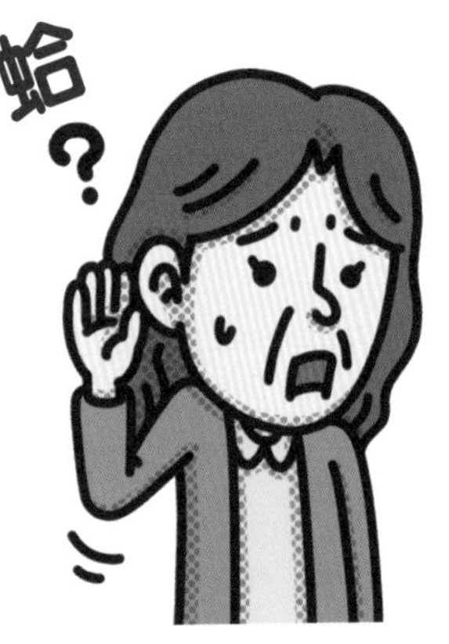

老年性聽力障礙

希望各位聽我說！

- 所有的人都會耳鳴
- 耳鳴無法完全消失
- 聽覺會隨著年齡增長而衰退
- 年輕人正在提高自己重聽的風險
- 如果置之不理，
  事情會變得相當棘手

不要捂住耳朵、逃避現實!!

這就是事情的真相。接受這些事實，與其惶惶不安，不如將這頁內容視為「得到了正確知識」。只要妥善治療和預防，各位的「聽力」一定都能有所改善。

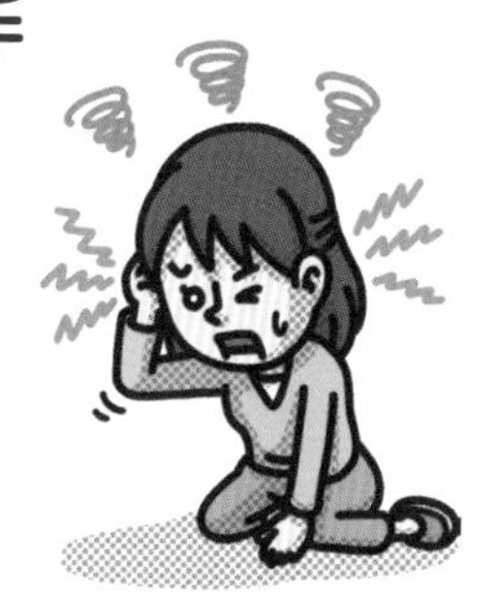

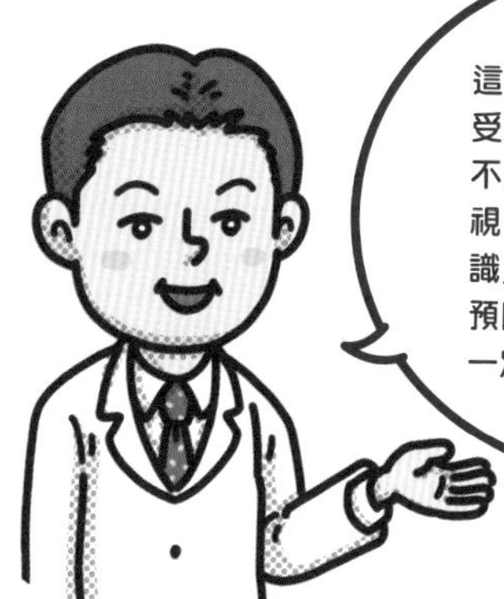

目錄

第2章 找出耳鳴的原因與治療&應對方式

第3章 找出重聽的原因及重聽的治療法

讓人不快的耳鳴與妨礙「聽力」的因素

健康狀態
取決於自己！

大腦
發生問題
耳朵某處
有異狀
精神狀態
變得不穩定

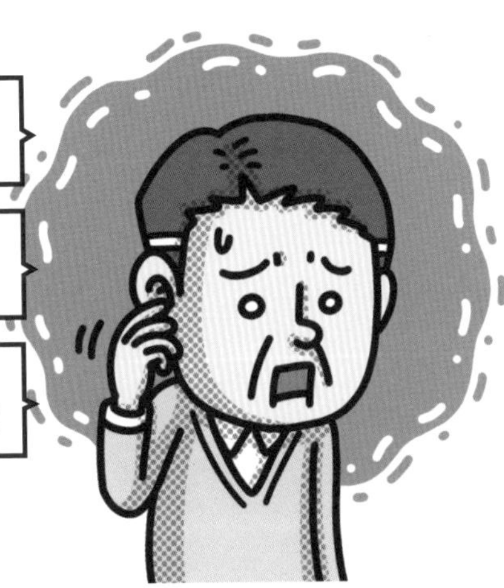

從出生開始直到生命盡頭，持續發揮功能的聽覺是溝通時最重要的器官

雖然一般認為，人類藉由視覺獲得的資訊佔了8成以上，但在剛出生時，眼睛僅是「只能感受到光線」的程度。至於聲音，我們還在母親肚子裡的時候就已經有了聽覺，出生後就能聽到父母的聲音。此外，當人生要畫下句點時，五感中會工作到最後一刻的，就是聽覺。雖然**聽覺是和人類相處時間最長的器官**，但在人活著的這段期間內，**任誰都有可能因為耳朵、大腦或精神這三者其中一項發生異常，覺得聽覺出現問題。**

聽覺出現問題的原因為耳朵、大腦或精神上的異常

雖然因為有些人沒有自覺症狀而無法確定實際的患者人數，
但據說耳鳴和重聽的患者有 1,000 萬人至 2,000 萬人之多。
妨礙「聽力」的原因五花八門，嚴重的程度也有所不同。

○與妨礙「聽力」有關係的部位

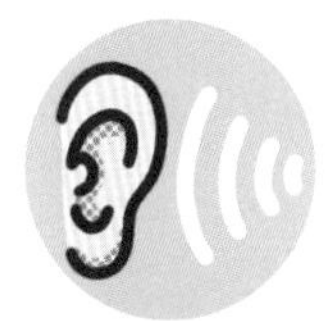

內耳異常佔了大部分

將鼓膜傳來的振動轉換為電生理訊號的就是內耳。大約有 15,000 個細胞在工作，是相當纖細的器官。如果這裡的某處出現問題，就無法正確感知聲音，會引發耳鳴或重聽。

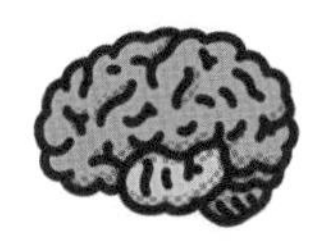

大腦有異常時，有可能是嚴重的疾病

內耳產生的電生理訊號經由聽覺神經傳達至大腦，再由大腦理解為聲音。一旦神經或大腦產生問題，就會引發重聽。在這種時候，有很多病例都會因為血液循環不良等原因，進而引發其他疾病。

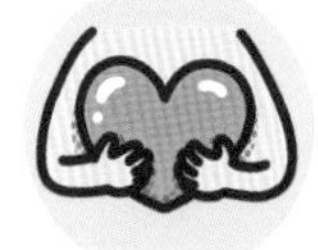

心因性的不適急速增加

除了壓力或疲勞，自律神經失調也會讓大腦出問題。引發耳鳴或重聽後，又為因此而感到不安或恐懼，對精神狀態造成更多負面影響。

影響遍及耳朵、大腦與精神各層面。

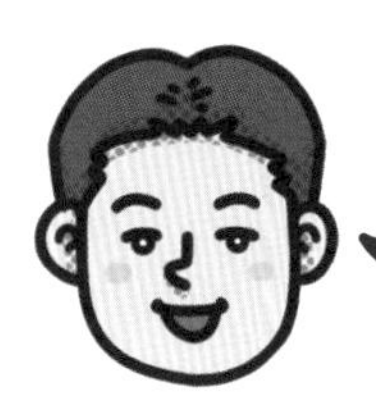

症狀只是偶爾發生一次，還是頻繁出現呢？
首先，對症狀有所自覺是很重要的！

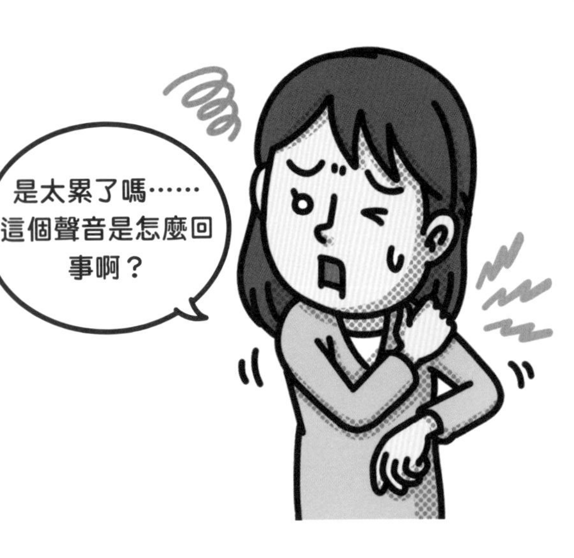

所有的人都會耳鳴

產生令人不快的聲音有各種原因
自覺症狀取決於大腦如何反應

外界的聲音會以振動的形式進入耳朵，但內耳在將聲音轉換為電生理訊號時，**也會製造出來自外界以外的聲音**。也就是說，任誰都會有耳鳴。那麼，會為此而感到不舒服的人、和不會覺得不舒服的人，兩者間的差異是什麼呢？假設聽到的是同一個聲音，但有些人的大腦並不會覺得這個聲音令人不快；相反的，一旦**過度在意，大腦就會將它放大**，讓這個聲音聽起來更不舒服。

感知耳鳴的程度是因為大腦理解不同

內耳會製造出各種聲音。
雖然這些聲音會以電生理訊號的方式傳達給大腦，
但大腦會如何理解這些聲音，結果因人而異。

○會製造出來自外界以外的聲音！

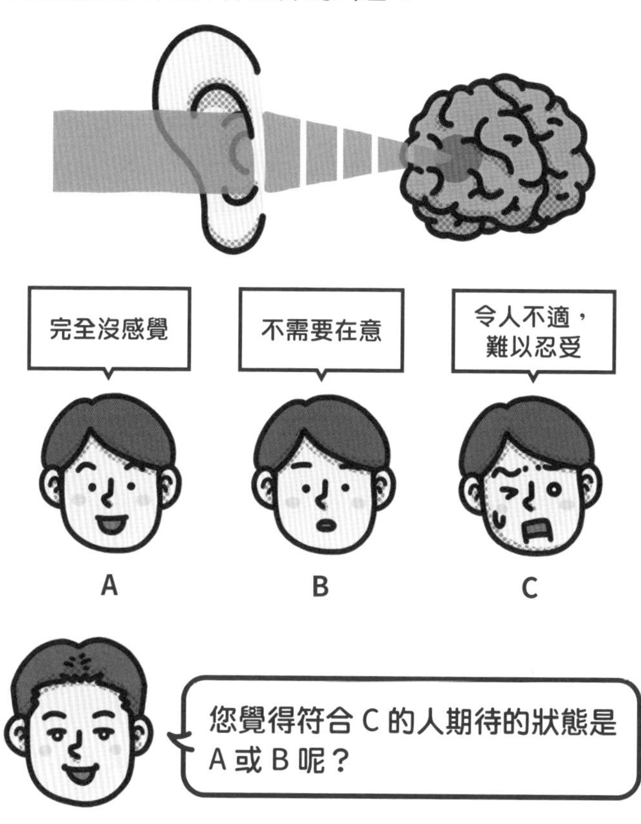

答案　B ※理由會在正文中說明。

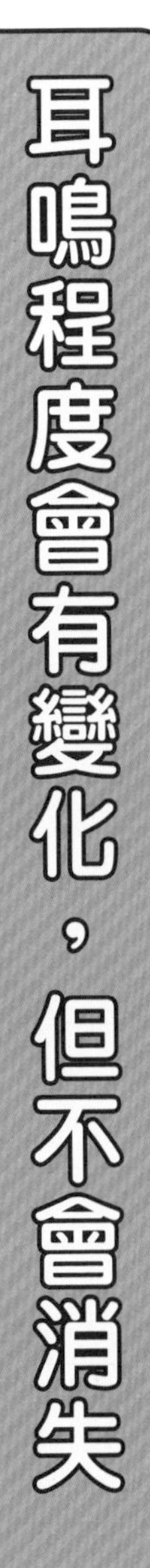

耳鳴程度會有變化，但不會消失

我受不了了！

不會在意耳鳴了！

減輕

有9成的耳鳴可以減輕，但一旦置之不理，慢性化後會很棘手

所謂「所有的人都會耳鳴」，指的是就算接受治療，耳鳴也不會完全消失這件事。**耳鳴的狀態會時好時壞**。這裡希望請各位特別注意的，是絕對不要將這個問題放著不管。接受自己的症狀後，才能開始減輕耳鳴。此外，**耳鳴一旦慢性化，大腦就會過度亢奮，可能會因為腦部的異常反應而引發腦鳴**，越早進行治療越好。

慢性化會發展為重聽，相當難以治療

耳鳴的症狀會在緩和與惡化間來回。
每當狀態改變，精神層面也會產生變化，會越來越不穩定。
理解症狀的那一刻才是治療耳鳴的開始。

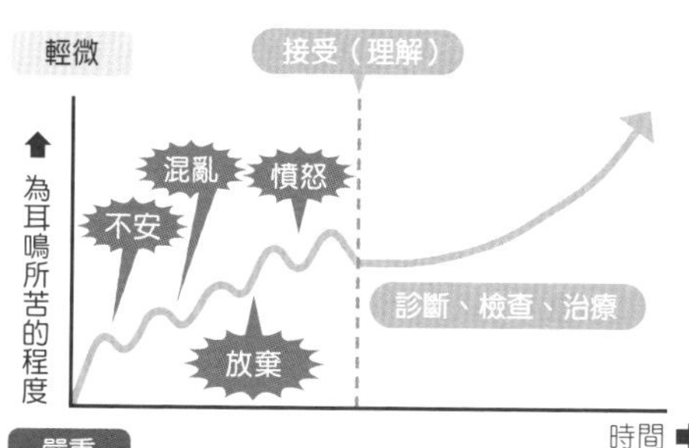

一旦將耳鳴置之不理，痛苦的程度會在輕微與嚴重間來來回回，逐漸慢性化。症狀會因為正確妥善的診斷、檢查與治療而慢慢減輕，希望各位能夠了解，治療需要長時間進行

○也有可能發展為腦鳴！

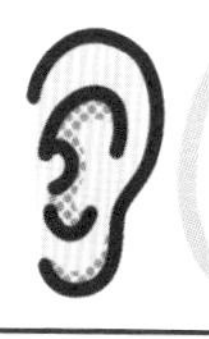

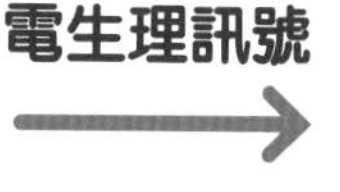

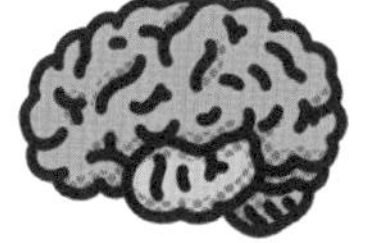

所謂的「腦鳴」是

感覺腦中彷彿有聲音在響的症狀。原因可能是以下幾種之一：腦部出現腫瘤等病變、流向腦部的血流受阻、因為耳鳴慢性化，使大腦過度敏感。若是因為腦部病變，由於症狀進展緩慢，發現有腦鳴的現象時，疾病往往都已經惡化。

初期　內耳某處發生異常，大腦過度反應，引發耳鳴。

慢性　大腦過度發揮抑制力，使腦鳴發作。

嚴重的疾病有時會引發重聽

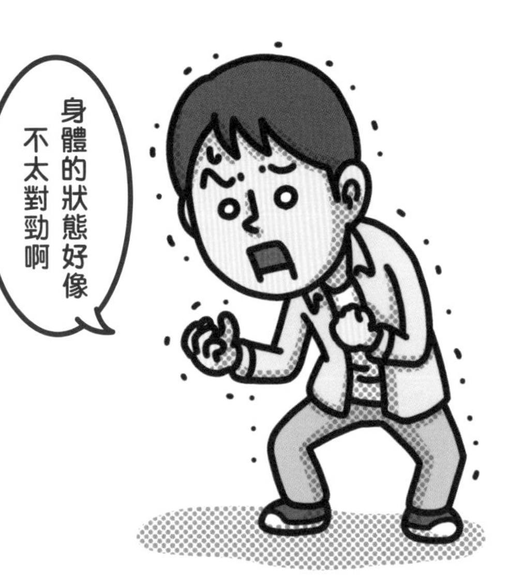

耳鳴 → 重聽 → 眩暈

耳鳴與重聽，有些病例甚至還會出現眩暈

不僅是內耳會製造出外界以外的聲音，在某些病例中，身體某處還會發生重大的問題。因為內耳的細胞受到傷害而引發雙耳異常的**老年性聽力障礙**、重聽或眩暈突然發作的**突發性聽力障礙**、因為長時間、用大音量聽音樂，對內耳造成傷害的**急性外傷性聽力障礙**，以及伴隨著眩暈的**梅尼爾氏症**等，發病的疾病種類會持續增加，若不在早期就進行治療，失去的聽力將會無法恢復。

在耳鳴或重聽背後潛藏著疾病

有些疾病會在無聲無息間慢慢侵蝕身體。
能夠讓人察覺它們存在的症狀之一，就是耳鳴或重聽。
來認識一下可能潛藏在暗處的疾病吧。

○一些會使耳鳴或重聽發病的疾病

老年性聽力障礙

因為內耳的細胞數量隨年齡增長而減少等原因，造成聽力減退。發病年齡從 40 多歲左右開始，超過 65 歲後有很高的機率會發生。重聽狀態為雙耳一起惡化，不只會「越來越聽不清楚」，還會增加失智症發病的風險。

突發性聽力障礙

沒有任何前兆，其中一邊的耳朵，聽力突然惡化。會在短時間內引發重度重聽，如果沒有在 2 星期內進行妥善的治療，就無法恢復原有的狀態。有時也會出現眩暈。

急性外傷性聽力障礙

大音量的音樂對內耳的絨毛細胞造成傷害。在使用入耳式耳機長時間聆聽音樂的年輕世代中，患者有增加的趨勢。因意料之外的巨大聲響而造成的傷害則稱為音響外傷。

梅尼爾氏症

內耳的內淋巴囊水腫，會隨耳鳴或重聽出現迴轉性眩暈。雖然症狀在經過幾小時後就會改善，但幾乎每位患者都會反覆發作，造成平衡感與聽覺功能逐漸衰退。

以上皆有引發疾病的背景因素（原因）存在！

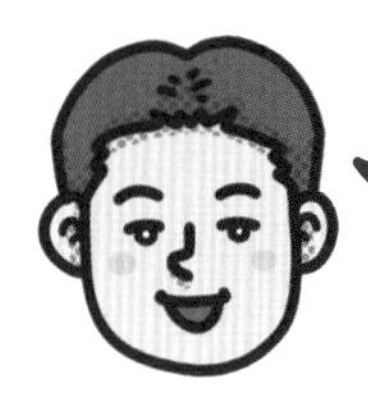

背景因素就存在於日常生活中。
找出這些因素是很重要的！

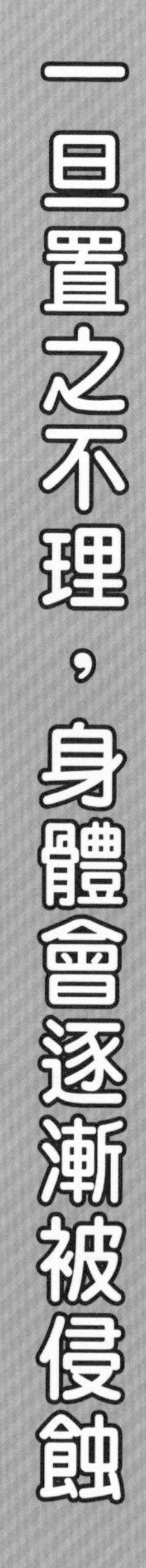

一旦置之不理，身體會逐漸被侵蝕

慢性化、疾病的發展讓治療變得困難
不只聽覺，全身的功能都會減退

耳鳴與重聽都不是只有耳朵出問題，請將它們視為健康亮起紅燈的警訊。耳鳴一旦慢性化，就會引發重度重聽，導致腦部異常。此外，如果有潛藏的疾病，置之不理會使病情持續惡化，讓治療變得更加困難。再加上耳朵不適也會影響精神狀態，造成自律神經失調，還會**引發更多問題**。

音量為什麼這麼小聲，電視要壞掉了嗎？

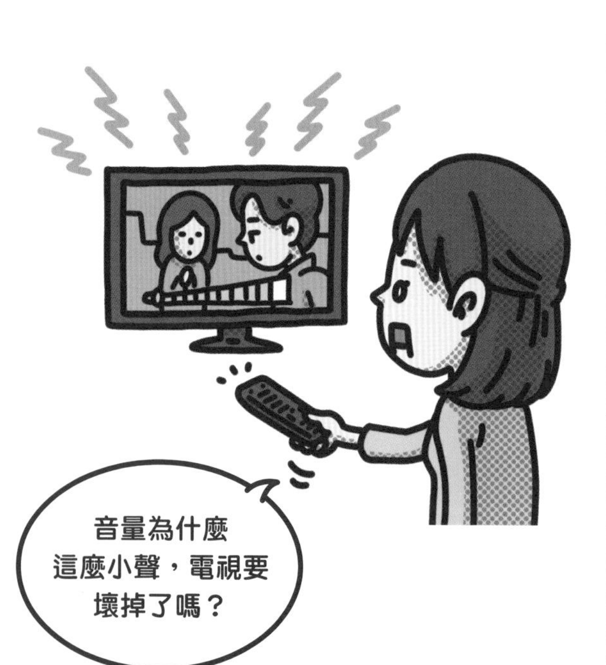

耳鳴或重聽的狀態會改變，病情會逐漸惡化

耳朵、大腦與精神有密切的關係，
如果對其中一處發生的異常置之不理，就會引發其他地方的異常。
想要停止這個負面循環，唯有治療和預防。

○如果不加以治療或預防，可能會發生的悲劇

慢性化

一旦對耳鳴置之不理，大腦會出現異常反應，讓重聽變得嚴重。並且在這段期間內，聽覺功能會持續減退。

變得難以治療

也有像突發性聽力障礙那樣，若不在發病後2星期內進行治療就難以恢復的疾病。大原則為早期發現、早期治療。

病情惡化

內耳的絨毛細胞一旦死亡就不會再生。與骨折或擦傷這類問題不同，耳鳴或重聽的患者自己也必須要有改善問題的意識。

精神疲憊

耳鳴或重聽不只會因為神經方面的異常而發作，如果放著不管，會累積負面情緒，有時還會使患者陷入憂鬱狀態。

生活中的不便增加

「聽不清楚」會導致溝通障礙，會讓人避免與他人往來，陷入無法充分發揮身體機能的狀況。

罹患失智症的風險增加

來自耳朵的資訊量一旦減少，腦部的活性也會跟著降低。大腦的處理能力一旦出現問題，認知功能就會逐漸衰退。

➡ **耳鳴和重聽也會提高罹患其他疾病的風險！**

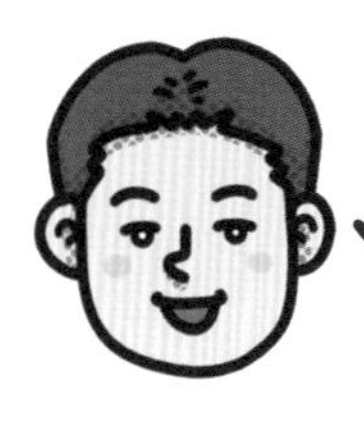

早期發現、早期治療是大原則。即使只是輕度，也要擬定預防對策！

重聽與年齡無關

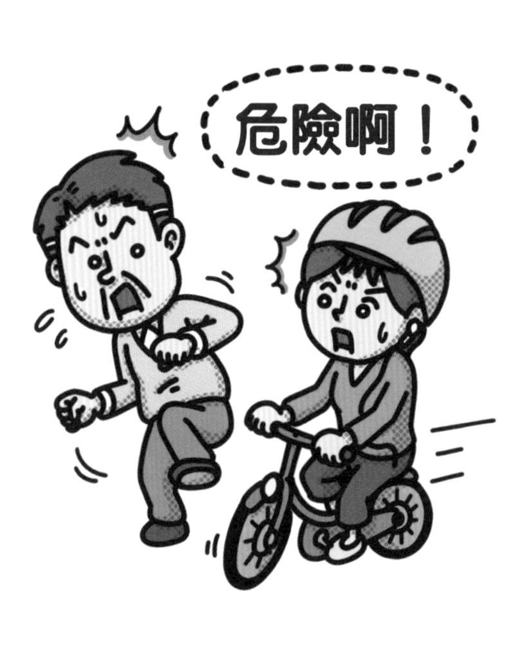

不只會有意料之外的發病，在日常生活中也存在可預測的原因

任誰身上都有罹患重聽的危險因素。隨著年齡增長而提高的重聽風險，也和以飲食習慣為首的生活習慣息息相關。此外，因為使用耳機，長時間聆聽巨大聲響所造成的**急性外傷性聽力障礙**，**在年輕世代中有增加的傾向**，可說是文明病的一種。其他還有**會導致血液循環不良的生活方式、因藥物所造成的問題、先天性及遺傳等，有各式各樣的背景因素會導致重聽**。不過在這些因素中，也有很多是可以事先預防的。

在不同年齡層中會讓「聽力」惡化的事物之傾向

不只會受到因年齡增長而產生變化的人體功能影響，
生活習慣的影響也會導致耳鳴或重聽發生。
雖然程度因人而異，但可將這些視為一種傾向，加以預防。

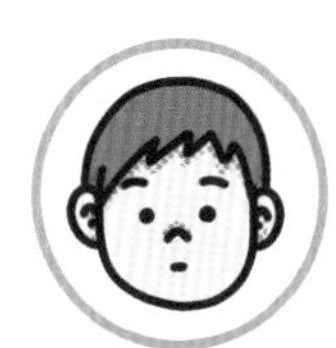

小孩子要注意先天性聽力障礙

在出生後1個月內進行新生兒聽力篩檢，確認「聽力」的狀態。懷疑有聽力障礙時，必須進行診斷性的檢查與治療。

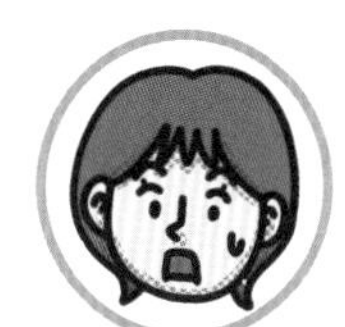

年輕世代的急性外傷性聽力障礙正在增加

除了使用耳機聽音樂之外，使用智慧型手機長時間通話也會造成傷害。世界衛生組織（WHO）也針對此問題敲響了警鐘。

重聽的風險會隨著年齡增長而提高

人體所有的細胞都會逐漸老化，不過這一點會因為生活習慣而加速或減緩，所以如果不提早預防，罹患重聽的風險必然會增加，發病的時間也會提早。

與年齡無關，有些疾病會導致耳鳴或重聽發作

血流因為某些原因受阻，使內耳或腦部發生問題。此外，因為突然產生的巨大聲響所造成的音響外傷，可能會發生在任何人身上。

**因為病情因人而異，
所以需要仔細問診、
進行適當的檢查加以鑑別與治療！**

耳鳴障礙量表

THI (Tinnitus Handicap Inventory)

問診時，國際上用來評估因耳鳴或重聽所造成之心理上的痛苦及生活不便程度的量表。回答「是」的話得4分，「偶爾」得2分，「否」的話則得0分，最後計算總分。

1 耳鳴讓我難以集中注意力。 □分

2 耳鳴聲大到我聽不清楚別人說的話。 □分

3 我對耳鳴感到憤怒。 □分

4 我因為耳鳴而陷入混亂。 □分

5 我因為耳鳴而感到絕望。 □分

6 我會抱怨耳鳴的問題。 □分

7 耳鳴會妨礙睡眠。 □分

8 我覺得自己無法擺脫耳鳴。 □分

9 耳鳴妨礙我參與社會性的活動。 □分

10 我因為耳鳴而感到挫折。 □分

11 因為耳鳴，我覺得自己生了重病。 □分

12 因為耳鳴，我無法好好享受生活。 □分

13 耳鳴妨礙我工作或做家務。 □分

14 我因為耳鳴而感到焦躁不安、容易發脾氣。 □分

15 我因為耳鳴而無法好好閱讀。 □分

16 我因為耳鳴而感到心煩意亂。 □分

17 因為耳鳴，我對於自己和家人或朋友間的關係感到壓力。 □分

18 我覺得很難轉移對耳鳴的注意力。 □分

19 我覺得自己一個人很難控制耳鳴。 □分

20 我對耳鳴感到精疲力盡。 □分

21 我因為耳鳴而感到沮喪。 □分

22 因為耳鳴，我很擔心自己的身體狀況。 □分

23 我覺得自己沒辦法再繼續忍受耳鳴了。 □分

24 一旦有壓力，耳鳴就會變得更嚴重。 □分

25 我因為耳鳴而感到不安。 □分

分數合計 □分

輕度障礙：0~16 分	只要改善生活習慣，大約 2 星期左右就可以不需要再在意耳鳴。
中度障礙：18~48 分	在改善生活習慣的同時進行妥善的治療，可以減輕痛苦的程度。
重度障礙：50~100 點	在改善生活習慣的同時，配合身心科等神經精神學的專門機構，一起進行治療。

即使是輕度障礙，也分為「追蹤觀察即可」和「必須馬上治療」兩種，所以務必接受醫師診斷！

耳朵要注意不能挖得太乾淨！
讓進到耳朵裡的水自然蒸發!!

有時會因為耳垢堵塞外耳道（耳朵的洞）而「聽不清楚」，耳垢如果繼續增加，還會讓人感覺疼痛。這個症狀稱為耳垢栓塞，不加以處理會造成外耳發炎，請前往耳鼻喉科，讓醫師幫忙去除耳垢吧。也許有人會覺得，為了避免發生耳垢栓塞，必須清潔耳朵才行，但其實正好相反。有很多病例是因為自行清潔耳朵，卻反而將耳垢推得更深，造成耳垢栓塞。

原本，在日常生活中就不需要特別清潔耳朵。在外耳道裡生有方向朝外的毳毛，可以將耳垢自然排出。如果過度清潔耳朵，外耳道的微血管會因為挖耳棒或棉花棒的刺激而過度發達，造成鼓膜發炎，產生「卡沙卡沙」的耳鳴聲。若是因為覺得癢而挖耳朵的人，外耳道有可能已經發炎了。這個症狀稱為外耳炎，要是不加以治療，會紅腫或化膿，讓耳鳴更加惡化。

此外，如果耳朵進水，也請盡量不要試圖用棉花棒將水吸乾，只要讓體溫將水分自然蒸發即可。請各位記住，「不清潔耳朵」是避免耳鳴發生的預防方式。

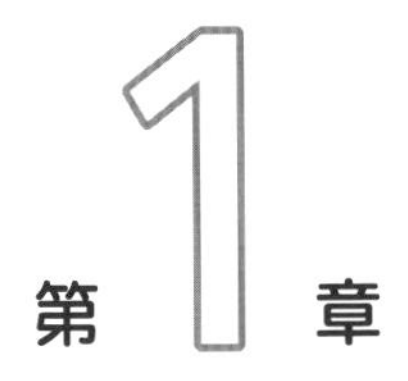

第1章

了解「聽覺」的原理與發生異常的原因

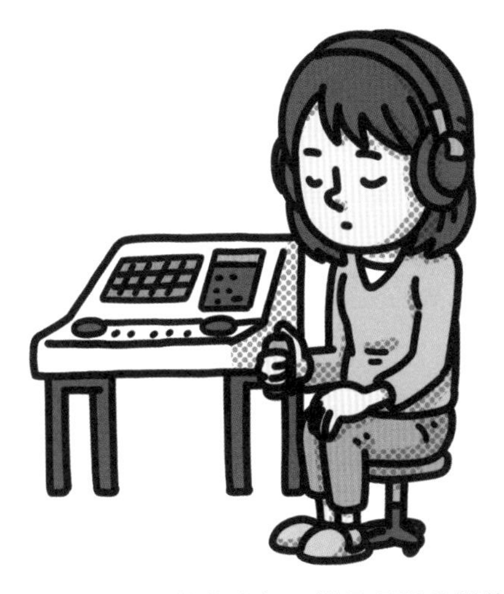

在日常生活中，聲音就像空氣一樣是理所當然的存在。
人雖然可以在一瞬間感知到聲音，
但從聲音的發生源到大腦能夠做出反應為止，
有一段漫長的旅途。
了解聽覺的原理有助於找出妨礙「聽覺」的原因。

醫學知識①

從感知聲音的原理來了解容易發生問題的地方

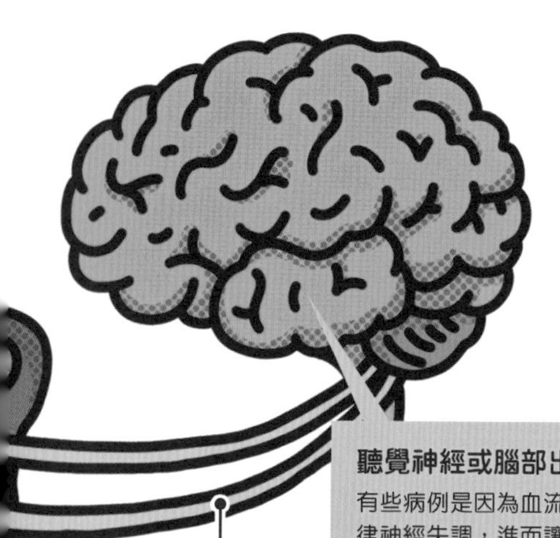

聽覺神經或腦部出現異常

有些病例是因為血流阻塞或自律神經失調，進而讓聽覺神經或腦部某處發生問題。也有一些病例是因為內耳異常，讓大腦做出與原來不同的反應。

聲音有分大小

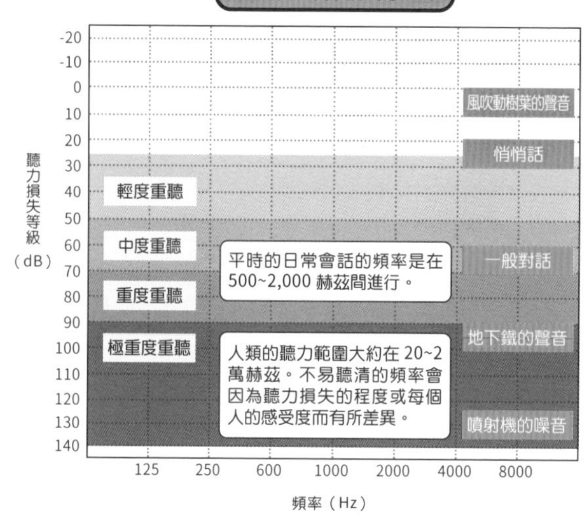

聲音的強弱用分貝（dB）表示，頻率高低則用赫茲（Hz）來表示。所謂重聽，是指這兩個單位的可辨識幅度變窄或出現偏差的狀態。

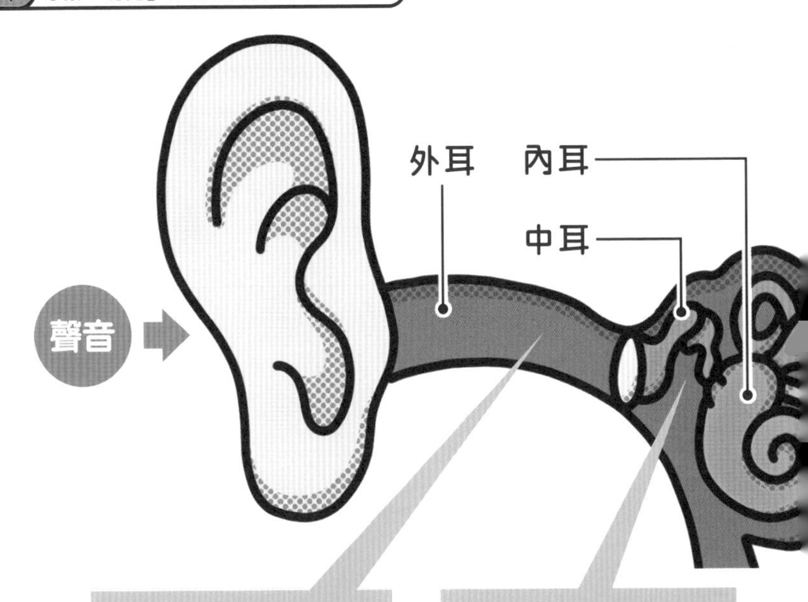

外耳或中耳發生異常

以振動空氣的方式將聲音傳至內耳時調整聲音大小的地方。一旦因為累積太多耳垢而造成耳垢栓塞，或因細菌感染而發炎，引發外耳炎或中耳炎，就無法傳遞較小的聲音。

內耳發生異常

位於耳蝸中的絨毛細胞可將聲音的振動轉換為電生理訊號，但這種細胞一旦發生問題，就會製造出異常的電生理訊號。如果是藥物中毒所引發的異常，通常會影響到雙耳。

聲音有分高低

聲音的高低是由每秒音波振動的速度（頻率）所決定。聲音越高，振動的次數就越多。一旦有重聽，就會產生較難聽見的頻率。

左右耳之間會有差異

在外耳、中耳和內耳中，其中一邊的耳朵發生問題，那一側的「聽力」就會變差；另一方面，如果是大腦某處發生問題，那麼兩耳的「聽力」就會一起變差。

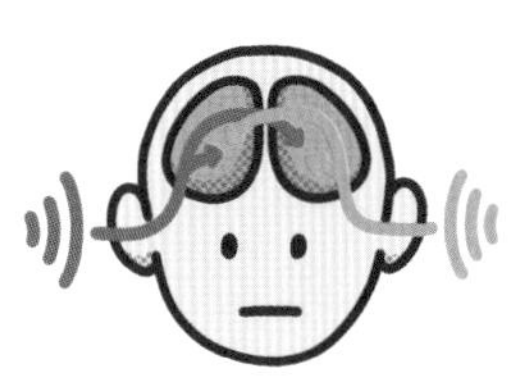

醫學知識
②

感知空氣振動，形成聲音的外耳、中耳與內耳之構造

外耳與中耳為傳音器，內耳為將聲音轉換為電生理訊號的感音器

耳朵的構造

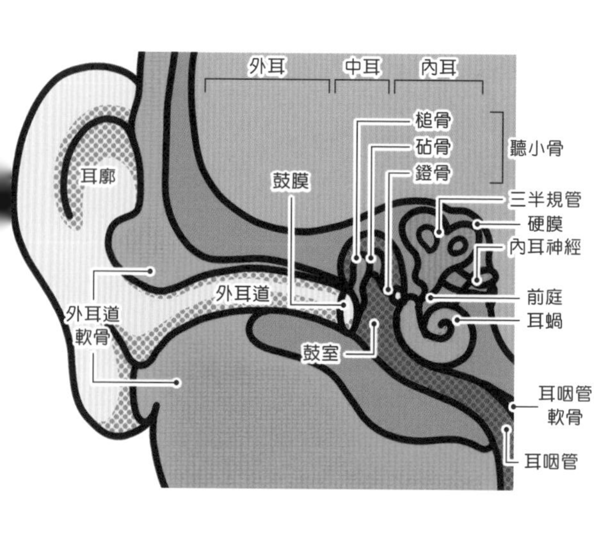

聲音在被大腦認知之前，會經過一段漫長的旅程，前半段的舞台是耳朵內部。**耳朵由外耳、中耳與內耳所構成**，連接著頭部外側的區域屬於外耳，稱為耳廓，負責集中聲音。

聲音**進入外耳後，一邊振動空氣，一邊沿著呈く字形彎曲、大約3公分長的外耳道前進**，等在前方的是中耳的鼓膜，雖然大部分的聲音都會在這裡被反彈回去，但剩下的聲音會前進

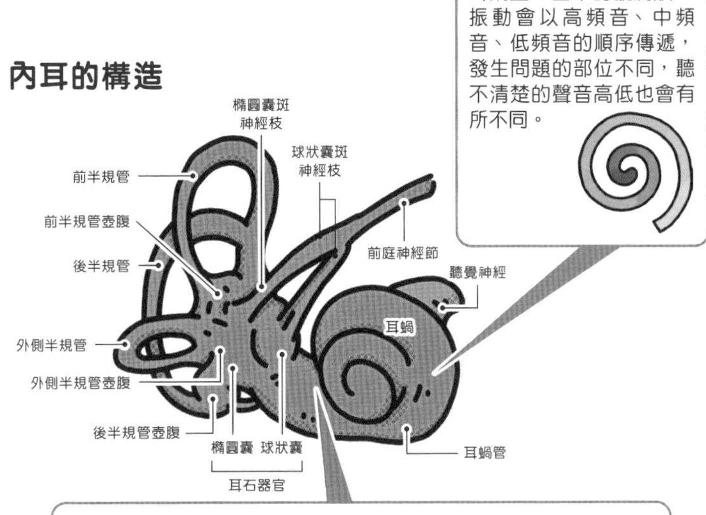

以鐙骨將聲音增幅

槌骨、砧骨與鐙骨約為米粒大小，由砧骨分別連接著槌骨，與鐙骨，以槓桿原理將振動增幅。位於最深處的鐙骨最為重要，這塊骨頭的周圍一旦硬化，聲音就難以傳達至內耳，使內耳發生問題。

到鼓室，藉著由槌骨、砧骨與鐙骨構成的**聽小骨將振動增幅，再將之傳送到內耳**。如果位於聽小骨最深處的鐙骨周圍硬化，讓可動性下降（耳硬化症），就會引發重聽。

內耳的大小與大豆相仿，由與聽覺有關的耳蝸、與平衡感有關的耳石器官和三半規管所構成，內部充滿淋巴液。**耳蝸內無數的絨毛細胞隨著淋巴液搖晃，將聲音轉換為電生理訊號，**但這些細胞一旦受損或減少，透過聽覺神經傳送給大腦的資訊量就會減少，導致重聽。異常的電生理訊號會被大腦判定為耳鳴。**絨毛細胞的數量從出生後就會慢慢減少，也有「一旦受損就不會再生」的特性**，這就是讓治療難度增加的主因。

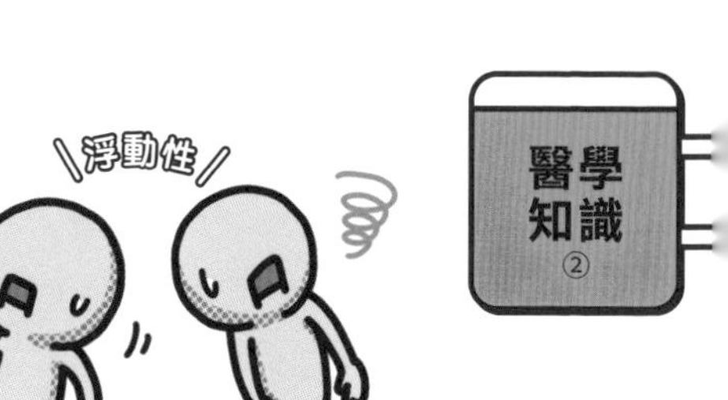

感覺天旋地轉、輕飄飄等，
眩暈的症狀與成因五花八門。

一旦內耳產生與平衡感有關的問題，就會引發眩暈

在耳鳴或重聽的病例中，有些患者會併發眩暈，這是因為問題發生在內耳的緣故。構成內耳的耳石器官和三半規管與平衡感有關，這些器官裡充滿了內淋巴液，一旦內淋巴囊水腫，各部分都會發生問題。**在耳蝸會造成耳鳴或重聽**、**在耳石器官與三半規管則會引發眩暈**，梅尼爾氏症就是具代表性的疾病。在耳鳴、重聽與眩暈反覆發生的過程中，耳鳴與重聽會逐漸重症化。

內耳的問題也與血流阻塞有關最容易受此影響的就是耳蝸，也有疾病會出現耳鳴或重聽的症狀，之後耳石器官與三半規管（外側半規管→前半規管→後半規管）的感受性依序減退，引發

耳鳴、重聽與眩暈會依序發生

○拉莫爾葉茲症候群的症狀

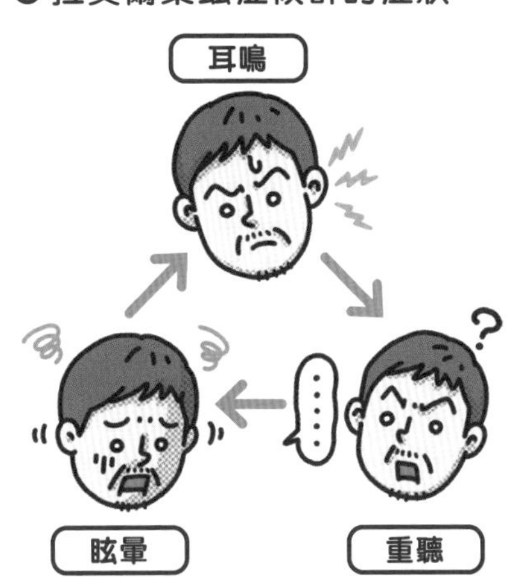

耳鳴、重聽與眩暈會不斷循環、重複出現，聽覺與平衡感的機能會逐漸變差。

眩暈（拉莫爾葉茲症候群）。除此之外，伴隨著眩暈的耳鳴或重聽，也有可能是因為內耳某處破洞而產生的外淋巴瘻管，或是突發性聽力障礙（若內耳動脈阻塞的原因為前下小腦動脈栓塞所造成時）等疾病。

這種疾病的可怕之處，在於如果置之不理，聽覺與平衡感就會不斷減退，因為重聽的症狀發展相當緩慢，所以也有可能不會出現自覺症狀，當各位感覺眩暈時，最好將之視為「內耳發生異常，並且還伴有重聽風險」，加以留意。

醫學知識③

了解將電生理訊號轉為聲音的聽覺神經與大腦之構造

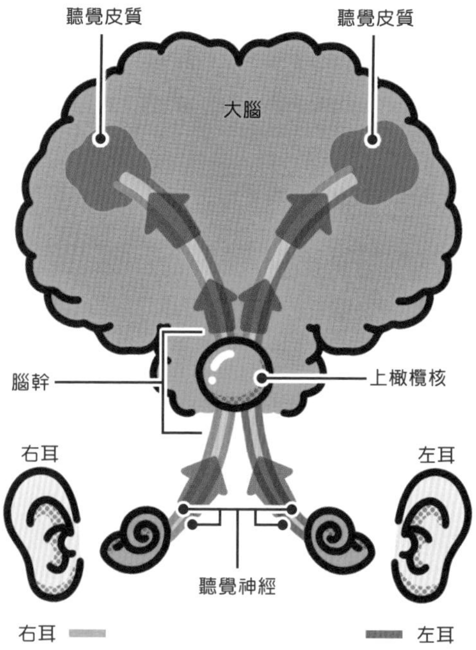

從聽覺神經接受資訊的腦幹，是判斷聲音來源方向的大腦司令塔

來自內耳的電生理訊號，只要經由聽覺神經傳達至腦部，聲音之旅就能到達終點——其實並沒有這麼簡單。來自內耳的電生理訊號要通過的聽覺神經大約有3萬條，**如果這裡出現腫瘤（聽覺神經瘤），有時也會引發耳鳴或重聽。**

腦幹為大腦的玄關，**來自雙耳的電生理訊號，由腦幹與邊緣系統的杏仁核和海馬迴交換資訊，最後到達大腦皮質中負責聲音的聽覺皮**

腦幹為生命控制中樞

○腦幹在聽覺外的主要功能

維持生命

下視丘這個部位是呼吸數、血壓、脈搏、調整消化液分泌、調節體溫等大多數自律神經機能的高級中樞。此外，被稱為延髓的部分則為呼吸中樞。

平衡感

源於內耳的感覺資訊會傳達至腦幹的前庭神經核。負責與小腦相互聯絡，同時調整人體的平衡與姿勢功能。

運動功能

腦幹網狀系統負責聯絡整合與肌肉張力、姿勢和運動有關的神經細胞。此外，從全身獲得的感覺資訊與來自運動皮質的資訊也是傳送到這裡。

質。此時，大腦才算真正認知到聲音的存在，也就是說，聲音的旅程終於要劃下句點。

即使在內耳與聽覺神經一路暢通，聲音之旅在經過腦幹時，有時也會變得艱難。腦幹是掌管「睡眠、飲食、呼吸」這些生命基本功能的控制中樞，**在聽覺中，有感知聲音來源方向的功能。左右兩耳各自朝同一側和另一側2個方向延伸出聽覺神經，於腦幹的上橄欖核處交會，分別連接右腦與左腦的聽覺皮質**。腦幹會藉由左右兩耳所傳來的聲音大小及些微的時間差來判斷聲音的方向，這就是聲音會變得立體化的原因。**腦幹一旦發生問題，不只聽覺，對人體的各種機能都會造成影響**。

感知聲音的大腦網路

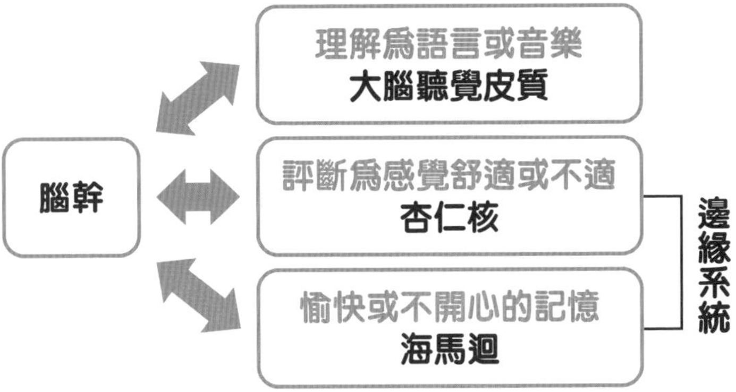

腦幹

理解爲語言或音樂
大腦聽覺皮質

評斷爲感覺舒適或不適
杏仁核

愉快或不開心的記憶
海馬迴

邊緣系統

邊緣系統的異常也是
造成耳鳴或重聽的原因之一。

除了從腦幹到聽覺皮質之外，也有通往邊緣系統的路徑

雖然大腦的聽覺皮質會依據來自腦幹的資訊，將聲音判斷為語言或音樂，但是它能夠只憑聲音的大小或高低，就將聲音分門別類嗎？在多人進行的會話中分辨出是誰在說話、因為鳥鳴或海浪聲而覺得療癒、或是覺得刮過玻璃所發出的聲響令人不快，我們可以從聲音中感受到各種不同的印象。**大腦會因為聲音的刺激而進行非常複雜的活動**，而大腦中有個被稱為邊緣系統的部分。

邊緣系統由杏仁核與海馬迴等部位構成，可以說聲音是在此處成為對當事人有意義的事物。**杏仁核有來自腦幹的訊息傳輸管道與來自聽覺皮質、經過海馬迴的管道。大腦會在此判**

大腦會察覺聲音的種類！

誰的聲音？

這是什麼聲音？

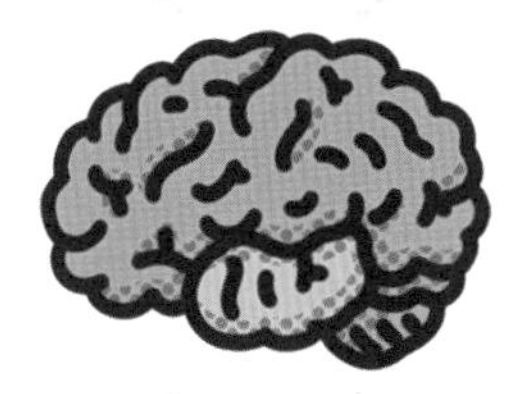

是在生氣的聲音？

覺得舒服？不舒服？

對大多數外國人而言，秋季的蟲鳴聲是令人不快的噪音

一旦進入秋天，日本人就可以從蟲鳴中感受到秋日風情，然而對大多數的外國人而言，會覺得這種聲音是噪音，也就是令人不快的聲音。這也是因為邊緣系統的活動所產生的差異。

斷該聲音對自己而言是否舒適。而判斷結果會藉由通往大腦皮質的管道與通往自律神經的管道來傳送。雖然自律神經與呼吸或代謝、調整內臟活動及精神狀態等有關，但可以說聲音也會對這些狀態產生影響。此外，因為管道並不是單行道，所以能夠斷言，管道終點的狀況亦與杏仁核有關。

價值判斷的結果會由海馬迴加以記憶。杏仁核與海馬迴都是相當纖細的部位，具有「即使只受到一點壓力也會過度反應」的特性。**如果邊緣系統出現異常，不僅會影響聽力，全身的機能也會發生問題**。

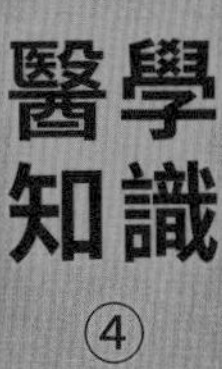

耳鳴究竟是什麼？了解會形成令人不快的聲音的人體機制

外界並沒有聲音！
即使摀住耳朵，聲音也不會消失……

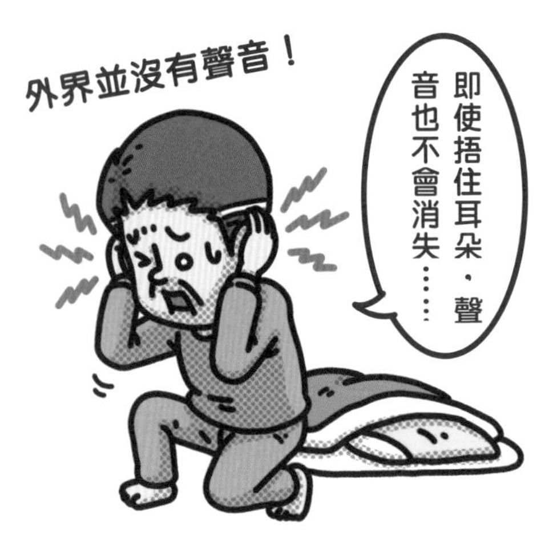

○耳鳴

聲音不是來自周遭，而是在耳中出現的症狀。可分為身體某處發出聲音、能夠用聽診器等工具聽見的「他覺性耳鳴」及只有自己才能聽見的「自覺性耳鳴」。

外耳、中耳、內耳、聽覺神經與大腦的某處發生問題

當火車開進隧道、或者飛機在離陸和著陸時，您是否有聽過「嘰——」這樣的聲音呢？這是因為氣壓急速變化，加諸於鼓膜上的氣壓也跟著變化所製造出來的聲音。然而，**如果耳鳴不是暫時性的，而是頻繁發作的話，那麼在「外耳、中耳～內耳～聽覺神經～腦幹～聽覺皮質」這段路徑上，一定有某處發生問題**。各處會發生的異常及引發這些異常的背景因素，會另行說明。

耳鳴發作的案例

病例① 由會導致重聽的疾病所引發的耳鳴

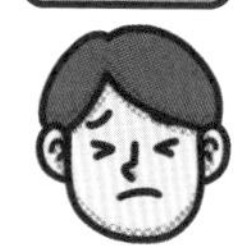

因為「血管病變、發炎、年齡增長所造成的細胞損傷、腫瘤」等原因所引發的疾病，會出現耳鳴的症狀，與「聽力」惡化的重聽一起出現。

病例② 因爲疲勞或壓力所引發的耳鳴

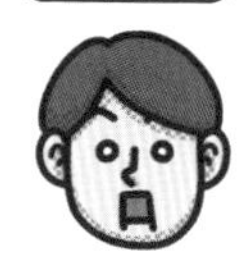

因為自律神經失調，在耳內自行製造出聲音。有時也會發生「聲音在腦中響起」的腦鳴。

即使是健康的人也會發作，
因此，找出引發耳鳴的背景因素非常重要！

這裡希望各位能記住一點，那就是**「即使是健康的人，耳鳴也會發作」**這件事。本書在開頭也已經提過，所有的人都會有耳鳴，差別只在於「是否有察覺」與「是否在意」。如果罹患與重聽有關的疾病，在確診後必須盡快接受治療。另一方面，**因為疲勞或壓力所引發的耳鳴，有時選擇追蹤觀察即可**。構造複雜的耳朵與大腦十分纖細，並且連接著身體的各個部位，所以如果某個地方出問題，就會引發耳鳴。「追蹤觀察」並不等於「置之不理」，**找出會讓人疲勞或累積壓力的主因是很重要的**，只要能夠去除這些原因，就可以預防耳鳴。

醫學知識
⑤

重聽究竟是什麼？聽力減退所帶來的症狀

不止難以分辨聲音的大小與高低，識別與處理聲音的能力也會降低

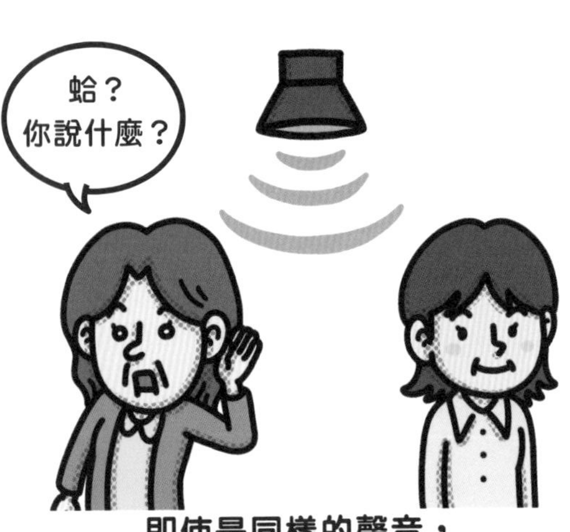

即使是同樣的聲音，「聽力」的狀態也會有所差異

○重聽

聲音從進入耳朵到被大腦認知為「聲音」之前，在這段路徑上的某處發生問題，造成聽不清楚、或是完全聽不見的症狀。發生問題的地方不同，症狀也有所不同。

不曉得各位自己有沒有遇過、或是聽過這樣的事呢？「在跟患有重聽的人搭話時，對方聽不到，但在講對方壞話時，卻被聽得一清二楚」。雖然不能確定原因，但我認為，這是因為重聽的症狀無法一概而論的緣故。**聲音用分貝（dB，代表強弱）和赫茲（Hz，以頻率代表高低）來表示，重聽就是說明人對這些單位可認知的幅度變小、或是出現偏差的狀態。**但是，就算使用患者能夠聽見的音量或音高來說話，

不只聲音大小，從症狀可看出各種發作主因

聽不清楚高頻音或低頻音	呈 2 圈半漩渦狀的耳蝸，分別由不同的部分來感知聲音高低。較難聽見的音高會因為發生問題的部位而有所不同。
難以辨識語言	內耳一旦發生問題，就會發送不合時宜的電生理訊號，聽覺神經或大腦對聲音做出價值判斷的功能一旦減退，就會難以辨識他人所說的話。
無法分辨出自己想聽的聲音	內耳和聽覺神經、大腦對於從左右兩耳進入的聲音差異相當敏感，會進行調整，但這個功能一旦降低，舉例來說，就會無法從噪音中分辨出自己想聽見的聲音。
無法理解說話者語速較快時所說的內容	辨識及理解聲音強弱、高低和語言的功能減退，也會影響大腦處理資訊的能力。在這種狀態下，很容易會發生「聽錯對方所說的內容」這樣的狀況。

痛苦的強度、頻率和程度因人而異。

對方有時仍然無法理解。

這是因為內耳或聽覺神經、大腦的功能一旦惡化，**對語言的理解能力也會下降**的關係。此外，**識別聲音的能力也會降低，處理聲音的能力也會跟著衰退**，陷入「聽不清楚混雜在噪音中的聲音」、「無法理解說話者在語速較快時所說的內容」這樣的狀態。

並非所有的重聽都會出現這種狀態。這是因為從聲音進入耳朵到大腦識別的過程中，是在哪個階段發生問題，或是重聽是由何種疾病所引發，這些會讓症狀有所差異；但共通點是「都會對日常生活造成影響」及「伴隨著痛苦」，還有「盡早治療和預防十分重要」這幾件事。

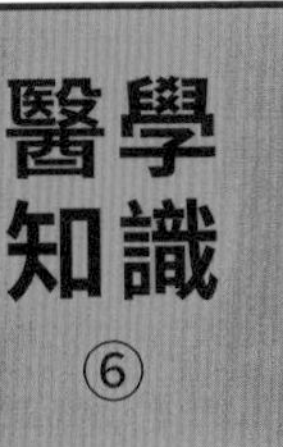

內耳是纖細且壯大的器官 重聽的主因為內耳出現的異狀

傳導性聽力障礙和感音性聽力障礙的內耳異狀與血流有很深的關聯

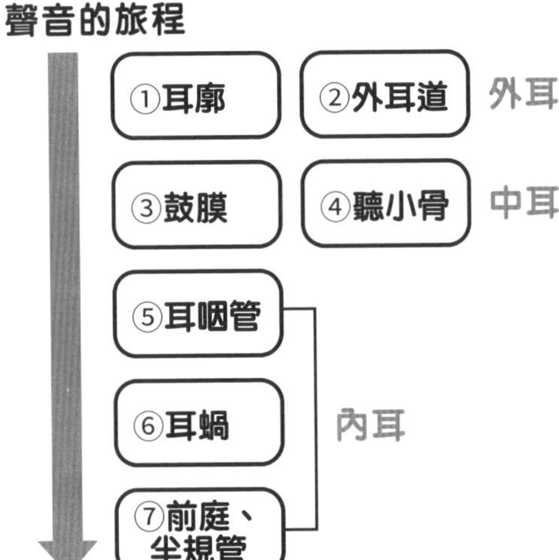

聲音從耳廓進入後，從耳朵、聽覺神經到大腦，會經歷一段漫長而複雜的旅程。重聽的類型包括**由外耳或中耳的問題所造成的重聽稱為傳導性聽力障礙，因為內耳及內耳之後的部分發生問題所造成的重聽則稱為感音性聽力障礙**，這些之後會在94頁詳細說明。這裡希望各位了解的是，**大多數的耳鳴或重聽，都是因為內耳發生問題所引起的**。如果將內耳比喻為

將聲音傳遞至聽覺神經的內耳機制

1. **血液將一氧化氮運送至耳蝸。**
2. **一氧化氮促使鉀離子開始活動。**
3. **耳蝸內的內淋巴液開始對流。**
4. **絨毛細胞開始活動。**
5. **藉由摩擦將聲音轉換爲電生理訊號。**

如果一氧化氮沒有到達所需的量，
電生理訊號就會出現異常而導致重聽！

➡ **常會因此造成聽力減退或眩暈。**

「大型的電力工廠」，在其中扮演重要角色的，就是耳蝸。

耳蝸的內外側皆充滿淋巴液，**內淋巴液電位差的特性會引起對流，讓多達1萬5000個的絨毛細胞開始活動**，藉由摩擦將聲音轉換為電生理訊號。**這個摩擦聲就是耳鳴的真面目之一，會因為絨毛細胞受損或減少而造成重聽。**

讓絨毛細胞動起來的重要關鍵就是鉀離子，能讓鉀離子活動的，就是基因或體內產生的一氧化氮。人體內產生的一氧化氮會隨著年齡增長而減少，因為這樣所造成的重聽，即為老年性聽力障礙（98頁）。為了將足夠的一氧化氮送到內耳，順暢的血流是不可或缺的，因為內耳的血管相當纖細，即使血流只有些微不順，也會造成異常。

醫學知識⑦

無法正確感知聲音 聽覺神經障礙與大腦的異常反應

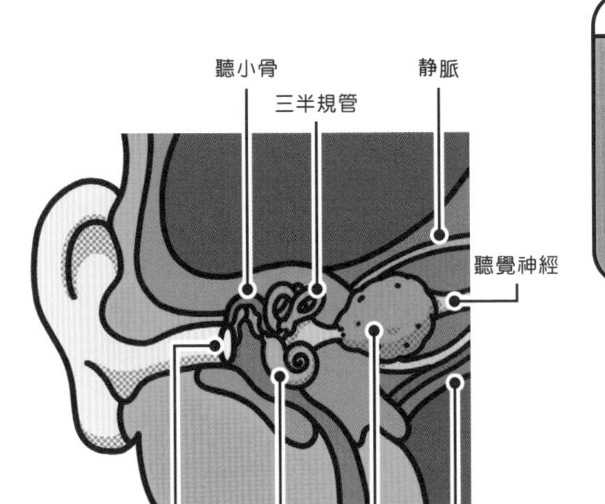

○所謂的「聽覺神經瘤」是

長在聽覺神經上的腫瘤雖為良性，但會壓迫到存在於耳蝸等處的各種神經，引發耳鳴或重聽、眩暈。

進展緩慢會讓耳鳴慢性化

末梢神經如網子一般遍佈全身，這些神經所收集到的資訊會集中至中樞神經，加以統整後做出判斷，由大腦向運動神經或自律神經發出指令。**聽覺神經也是末梢神經之一，由負責聽覺的耳蝸神經與負責平衡感的前庭神經**（計有上下兩條）**所構成。前庭神經上可能會長出腫瘤，稱為聽覺神經瘤。**這種腫瘤雖然是良性的，但因為會壓迫到各種神經，所以各位應該能夠想像，在向中樞神經傳遞資訊時，就會發

腦鳴有時也會引發重聽

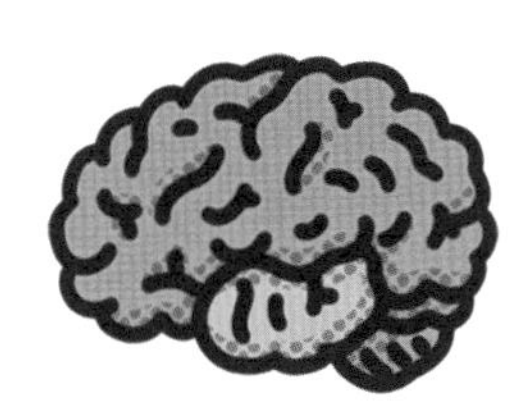

當大腦處於亢奮狀態時

大腦累積了許多過度反應，引發大腦過敏，造成腦鳴發作。除了重聽之外，「腦過敏症候群」這種病變也會引起大腦亢奮。腦內如果出現腫瘤，因為生長速度慢，所以腦鳴也不易被察覺。

當送往大腦的血液不足時

大腦一旦發生血流障礙，有時會出現耳鳴或眩暈，因此，常有患者察覺身體的異狀而前往醫療機構就診。此時也許已經罹患聽覺神經瘤、發展中的腦瘤、腦出血或腦梗塞等攸關性命的疾病。

欺騙大腦的「錯聽」

聽見實際上並不存在的聲音的「幻聽」，是稱為「錯聽」的錯覺。出現各種錯聽，是因為大腦陷入混亂，也可說是大腦處於「根據記憶來推測或補足」的狀態，所以才會在處理資訊時發生錯誤。

生問題吧。**腫瘤生長的速度很慢，對其他神經與大腦的影響也是慢慢才會浮現，因此，耳鳴與重聽具有難以察覺的特性。**不僅要盡快治療，為了能夠在早期就發現聽覺神經瘤，也必須進行檢查。

希望各位特別小心的，是耳鳴慢性化。在14頁時已經稍微提過，**耳鳴一旦慢性化，會讓大腦過度亢奮，而大腦的異常反應會產生腦鳴。**腦鳴的成因可分為「腦部發生某種異常」，以及「送往大腦的血液不足」所引起。聽覺神經瘤一旦變大，便會強烈壓迫腦幹，成為造成腦部血流不順的主因。

醫學知識 ⑧

內耳與聽覺神經皆無異常　無法產生「聽到了」這個自覺的心因性聽力障礙

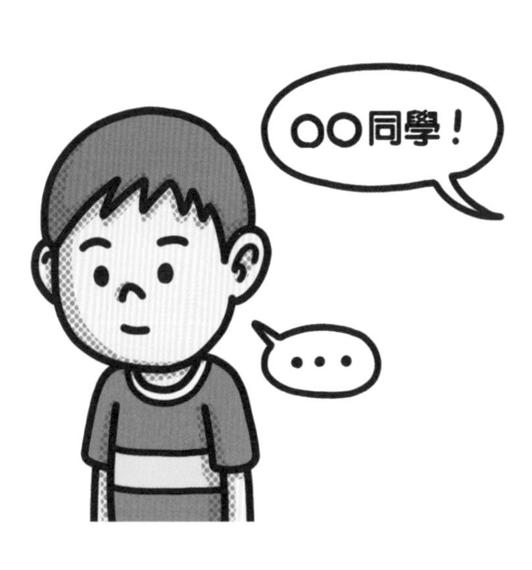

明明聽得見，但大腦判斷為「沒有聽見聲音」

重聽有「因外耳或中耳發生問題所造成的傳導性聽力障礙」，以及「由內耳問題導致的感音性聽力障礙」這兩種類型，有時也會一起發生。此外，腦部也有可能會出現異常，引發與前述兩者不同的重聽形態，即**心因性聽力障礙，也稱為功能性聽力障礙。簡單來說，就是因為精神狀態不穩定所引發的重聽**。

壓力是影響精神狀態的重大因素。心因性聽力障礙好發於小學生或中學生，**明明聽得見，**

大腦進入亢奮狀態所建構出的痛苦迴圈

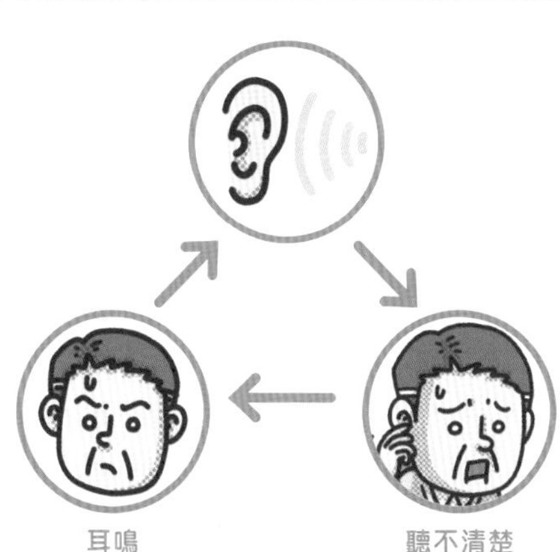

不安的情緒會產生負面循環

因為聽不清楚而感到不安或苦惱，一旦過度在意耳朵的狀態，大腦就會為了試圖聽見聽不到的音域而過度亢奮，很多人會因此而引發耳鳴，陷入更加痛苦的境地。

照顧自己的內心必須與耳鳴或重聽的治療同時進行！

但大腦卻判斷為「沒有聽見」。儘管在新生兒聽力篩檢這種「他覺性」的檢查中沒有異常，但在需要本人「於聽到聲音時按下按鈕」的純音聽力檢查中，卻會得到「聽不到」的結果。這是身體型疾患（身心症）的一種，因為心理因素而產生「聽不見」的反應。因此，**耳鼻喉科方面的治療效果有限，必須前往身心科等專精於神經精神學的專業機構進行治療**。

除了心因性聽力障礙之外，聽力也與精神密切相關。**一旦過度在意重聽，大腦就會進入亢奮狀態，進而誘發耳鳴**。如果出現這樣的症狀，建議透過接受諮商等方式來穩定精神狀態。

應對不適的處理方式①

察覺異狀時，立刻前往耳鼻喉科就診　藉由問診找出背景因素

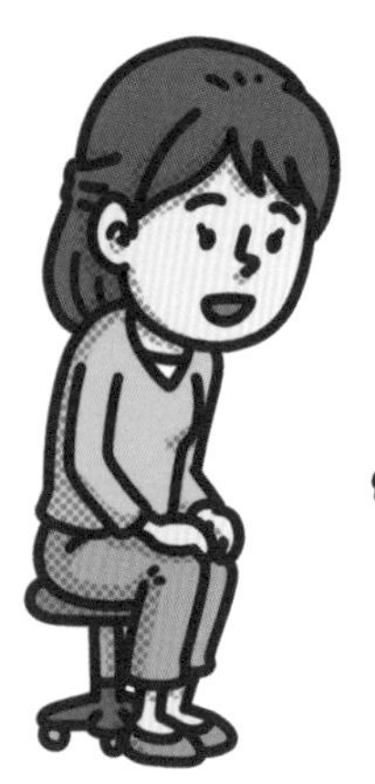
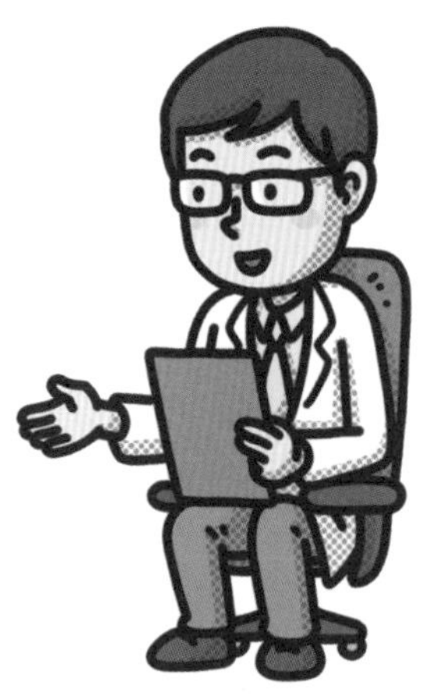

藉由問診

①能夠正確掌握症狀

②可以找出是否罹患嚴重的疾病

③可以進行符合症狀的檢查

「耳鳴無法治療」是誤診　應該保持「自我改善」的意識

似乎有些人認為，「耳鳴雖然很痛苦，但也不是不能一邊忍受一邊過日子」。儘管不能讓耳鳴完全消失，但是可以減輕症狀的程度。除此以外，前面也已經向各位說明過，耳鳴一旦慢性化，就會引發重聽。在耳鳴的背後也有可能潛伏著其他疾病，會對聽覺以外的身體功能造成負面影響。**如果已經到了「需要忍耐」的地步，請盡快前往醫療機構就診**。治療會從醫師問診開始，問診要點如以下所述：

將耳鳴置之不理只有百害而無一利！正確面對耳朵的不適吧

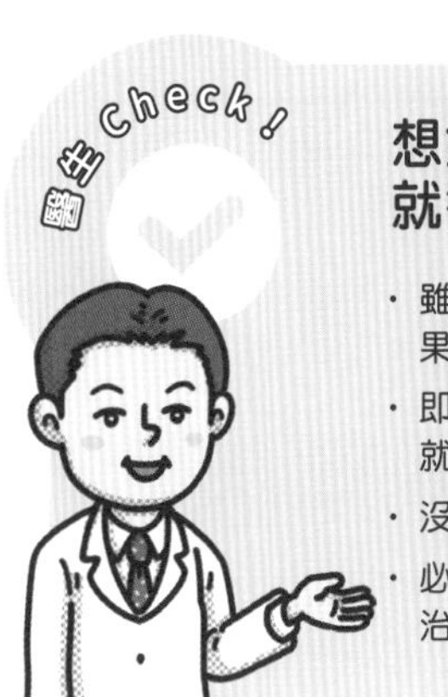

想好好保護自己的身體，就從接受治療開始

- 雖然有些暫時性耳鳴的病例只要追蹤觀察即可，但如果頻繁發作、或是懷疑自己有重聽時，一定要就醫！
- 即使還能勉強正常生活，但如果對生活造成不便，請就醫！
- 沒有任何病例可以將病因歸咎於年齡。
- 必須事先了解，當症狀慢性化或重症化時，即使加以治療也無法恢復原本健康的狀態。

①與耳鳴相關的問題

・發生耳鳴的地方

・只有一邊的耳朵有耳鳴，或是兩邊都有

・耳鳴聲的種類（聲音高低、是何種聲音等）

②是否有併發重聽或眩暈等其他症狀

③是否有過敏、是否有在服用某些藥物、職業、過去曾罹患過的疾病等

雖然也有些醫療機構會在簡略地問診後就開立藥物，認為只要追蹤觀察即可，但如果不追根究柢找出耳鳴的原因，就無法確立治療計畫。並且，在這樣的狀態下生活，有可能會使症狀更加惡化、或是讓身體其他部分也跟著出問題。**不論是醫師還是患者，徹底解決讓耳鳴發生的原因，才是最根本的改善之道。**

應對不適的處理方式②

以聽力檢查來判別重聽的種類及找出背景因素

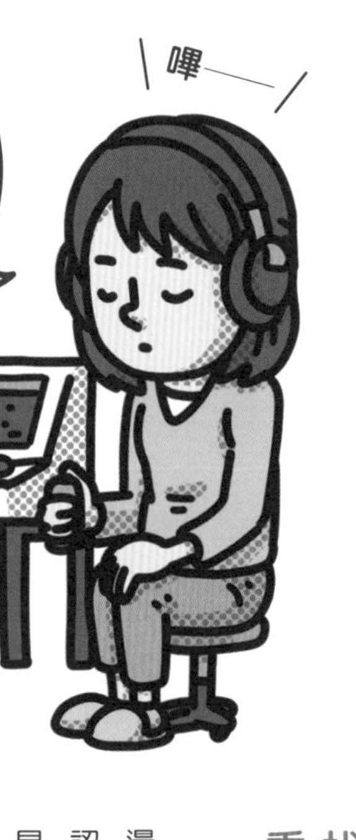

找出耳鳴聲的大小與高低，重聽則要鑑別出發生問題的部位

問診後，如果症狀為耳鳴，會使用測聽器這種振盪器來檢查患者的聽力狀態（純音聽力檢查）。在確認耳鳴聲高低的音調比對檢查中，客觀地掌握聲音是「嘰——」、「滴答滴答」這樣的高頻音，或是「轟——」、「嗚——」這樣的低頻音。之後會再進行響度平衡檢查，一邊改變聲音類型，一邊找出耳鳴聲音量大小與頻率，**推測出造成耳鳴的主因**。

若症狀為重聽，也會使用測聽器進行檢查。除了確認重聽的程度（輕度、中度、重度、極重度）之外，

進行純音聽力檢查可了解的事

耳鳴 → **從耳鳴聲的高低與大小找出發生問題的地方。**

雖然耳鳴只有當事人能聽見，但經由檢查確認耳鳴聲的高低與大小後，就能看出耳鳴的狀態。若耳鳴為高頻音，大多是內耳出問題，如果是低頻音，則可能是中耳炎或耳垢栓塞、梅尼爾氏症、突發性聽力障礙、心因性所引起的。

重聽 → **分辨「傳導性聽力障礙」、「感音性聽力障礙」與「混合性聽力障礙」。**

因為從耳廓到聽小骨這段傳遞聲音的部分發生問題所造成的「傳導性聽力障礙」、因為從內耳到大腦在感知聲音的部分發生問題所造成的「感音性聽力障礙」，以及混合了這兩者的「混合性聽力障礙」，分辨出重聽的類型，就能夠找出發生問題的地方。

也會從聽力圖中確認聽不清楚的音域（分為4種類型）。

【低頻音障礙型】作為日文核心的母音為低頻音，因此，這類型的重聽有容易聽不清楚他人說話的傾向。大多數的患者會有「耳朵堵住」的感覺，可能罹患**中耳炎或耳咽管狹窄症、梅尼爾氏症初期**。

【高頻音障礙型】因為無法聽清楚屬於高頻音的子音，「漏聽某些內容」的情況會增加。大多為**老年性聽力障礙或因藥物中毒所引發的問題**。

【山谷型】因為無法聽清高頻音與低頻音之間的中間部分，所以對話整體聽起來都很模糊，主要病因為**聽覺神經瘤**。

【聾型】圖表中的線整體處於較低的位置，表示所有聲音都聽不清楚。可能患有內耳炎、重度突發性聽力障礙或先天性內耳畸形。

進行語言聽力檢查來確認語言的辨識狀況

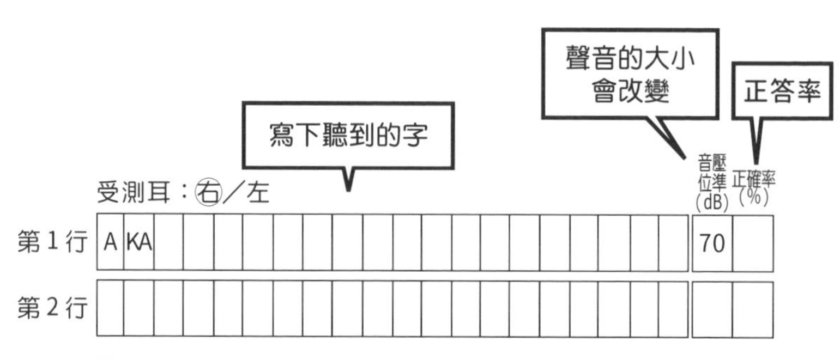

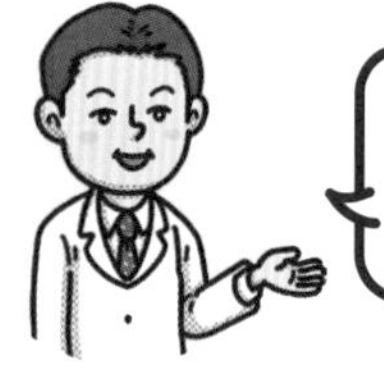

僅有少數醫療機構備有語言聽力檢查設備。這個設備不只可用於治療，在進行復健後回診時或作為選配助聽器所需的資訊也很有幫助。

增加檢查的種類，提高準確度，提供能夠幫助所有患者的醫療

同樣使用測音器進行的檢查還有ABR（聽性腦幹反應檢查）。檢查方式是在患者睡著的情況下，於監視器上觀察腦波對聲音的反應，所以新生兒或嬰幼兒也能做。此外，使用測音器所做的檢查稱為純音聽力檢查，單純以聲音來確認聽力的程度，要想找出原因、決定合適的治療內容，必須再進行多種檢查，**語言聽力檢查**就是其中之一。

請患者戴上耳罩式耳機，傳送「A」、「KA」等語音，讓患者將聽到的語音填寫在專用的測驗用紙上。**若是傳導性聽力障礙，只要加大音量，正確率可以到達100%，但如果是感音性聽力障礙的患者，就無法做到這一點**，所以這是

有各種檢查方法

ABR（聽性腦幹反應檢查） → **也會用在新生兒或嬰幼兒的檢查上。**

使用測聽器時，會需要患者做出反應，但 ABR 可以在患者睡著的狀態下，由監視器確認對聲音的反應，藉此找出發生問題、引發重聽的部分。除了神經方面的疾病之外，也用於觀察腦幹腫瘤或腦挫傷、變性、發炎等病情的進展。

MRI　**CT 掃描**　**MRA**　**腦部 SPECT 檢查** → **對檢查腦鳴也很有效果，亦可檢查出大腦的疾病**

MRI 檢查或 MRA 檢查、CT 掃描檢查可以找出腦腫瘤或動脈瘤、腦出血、腦梗塞等疾病。腦鳴的原因是由於血流減少所造成的缺血，所以難以判別，但腦部 SPECT 檢查的影像可以詳細顯示大腦的血流，所以也能夠判定因缺血所造成的缺損部位。

最適合用來分辨傳音性聽力障礙與感音性聽力障礙的檢查。

如果伴隨眩暈的症狀時，也會一併進行眼睛的平衡障礙或身體的平衡感檢查，找出罹患的疾病，有時也會經由血液檢查來確定原因。**診斷出腦鳴時，則會進行磁振造影（MRI）檢查或腦血管磁振造影（MRA）檢查、電腦斷層掃描（CT）檢查以確認腦部的狀態。此外，在腦部腦部單光子斷層掃描檢查（SPECT）登場後，現在已經連大腦細部的血流狀態都能加以確認了。**

只要像這樣以問診的結果為基礎，進行必要的檢查，就能夠找出原因。耳朵的不適，除了患者自己之外沒有其他人能體會，藉由檢查來找出病因，應該也能減輕這方面的壓力吧。

應對不適的處理方式③

根據症狀改變就診的專門科別 醫療機構的選擇會左右預後

面對耳鳴，只有放棄治療了
這種醫生是最糟糕的醫生！

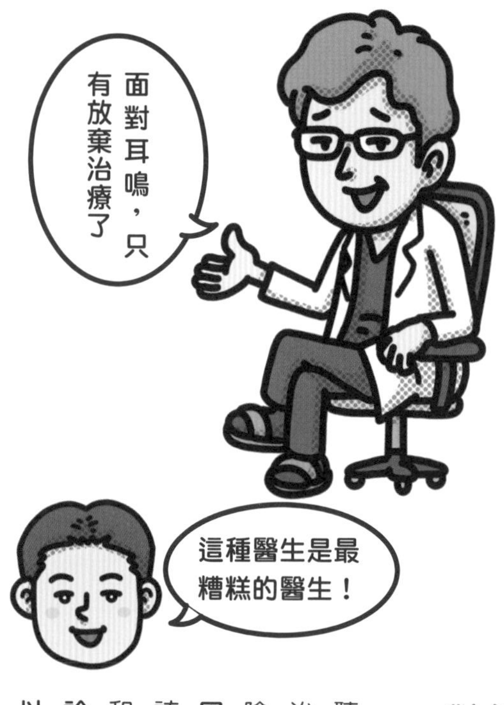

進行問診與檢查的醫療機構對治療內容有所追求

覺得服藥就是治療的人，會在改善耳鳴或重聽的路上踩下煞車。當然，藥物治療是有效的治療方式之一，但光靠這樣並沒有辦法徹底去除危險因素。這是因為**如果想要排除發病的主因，必須改善自己的生活習慣才行**。那麼，應該進行什麼樣的改善呢？這個答案可以在問診和檢查中找到。也就是說，**會鉅細靡遺地問診，並進行符合病況的檢查的醫療機構，就可以說是一邊建立與患者間呃信賴關係、一邊確**

與不同專業的醫療機構攜手合作進行治療

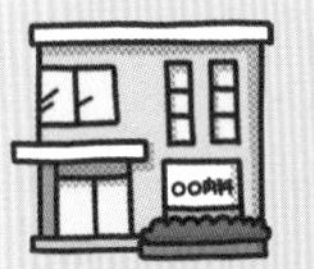

- 耳鼻喉科
- 神經耳科
- 眩暈門診
- 平衡神經科

針對外耳、中耳與內耳的問題進行治療。若是問題出在腦部，也能夠讓症狀減輕。在眩暈門診與平衡神經科也會進行聽力檢查，有時可以判定發病的主因。

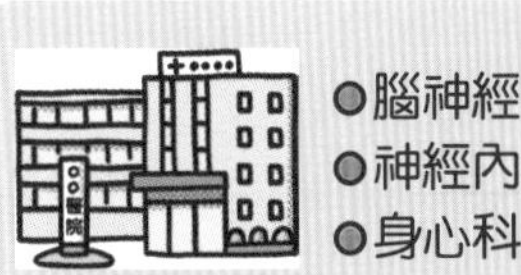

- 腦神經外科
- 神經內科
- 身心科

針對與腦部相關的疾病或問題進行治療。若是心因性聽力障礙，會進行包含諮商在內的神經精神學方面的診療。如果發生問題的部位在內耳，也會視情況與這些醫療機構合作。

以問診和檢查找出問題的原因及背景因素後，一邊與專門機構攜手合作，一邊進行治療。

立改善方針的醫療機構吧。當然，會說出「與耳鳴和平共處吧」或「某種程度上也只能放棄了」這種話的醫生，是不值得信任的。

覺得自己有耳鳴或重聽的狀況時，**請先前往耳鼻喉科或神經耳科就診**。在這裡藉由醫師問診與檢查判定發生問題的地方後，有時會直接開始進行治療，但**如果原因出在腦部，就會與腦神經外科合作、若有可能是心因性症狀的話則會與神經內科或身心科合作**來治療。此外，即使MRI檢查或MRA檢查、CT掃描的結果都顯示「無異常」，要放棄治療也還言之過早，這有可能是因為腦部缺血所造成的問題或是心因性聽力障礙，請考慮尋求第二意見諮詢。

當飛機離陸、著陸時，或在隧道中耳朵產生違和感時的處理方式

耳鳴會發生在任何人身上。我想即使是平日沒有感覺、或是不在意的人，也會有感覺到「好像在耳鳴」的時候。例如在飛機離陸和著陸時、火車進入隧道時、搭乘高速電梯時、以及登山爬上高山時等，在這些時候，會覺得耳朵好像塞住，並且聽到「嗡～」這樣的聲音。這個症狀與耳鳴類似，是因為氣壓急速變化造成耳咽管閉塞，加諸於鼓膜上的氣壓也跟著變化，製造出聲音。解決方法就是「通耳朵」。只要吞一口口水，耳咽管就能恢復暢通，讓鼓膜內外側的壓力變得一致，症狀即可獲得改善。

此外，在萬籟俱寂的深夜裡，各位有時應該也會聽見「嘰——」這樣的聲音吧？這個就是耳鳴。內耳淋巴液些微的搖晃傳達至大腦，製造出聲音，在醫學上稱為「隔音室型耳鳴」。雖然只要沒察覺這個症狀就不需要在意，但越是意識到耳鳴這件事，大腦就會過度反應，造成痛苦。如果已經到了會影響睡眠的程度，播放自己喜歡的音樂，轉移注意力也不失為一個好方法。

雖然重聽的復健和預防都需要留意聲音的存在，並且需要用聲音給予腦部某種程度的刺激，但一直在意耳鳴則會造成反效果。儘管應對的方式剛好完全相反，但這就是讓耳朵常保健康的祕訣。

第2章

找出耳鳴的原因與治療 & 應對方式

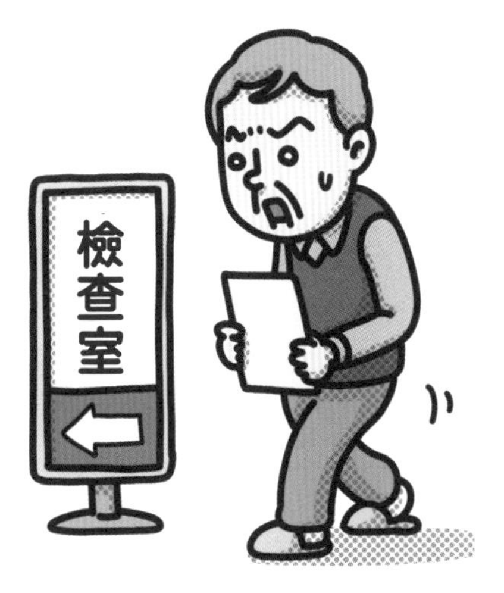

狀況可分為「需要同時考慮耳鳴與重聽」和
「單獨考慮耳鳴」兩種。
本章將以尚未慢性化的初期耳鳴為中心，
針對「找出原因」、「改善症狀的妥善治療」及
「應對方式」加以解說。

耳鳴的實際狀況 ①

從令人不快的聲音可推測出發生問題的部位

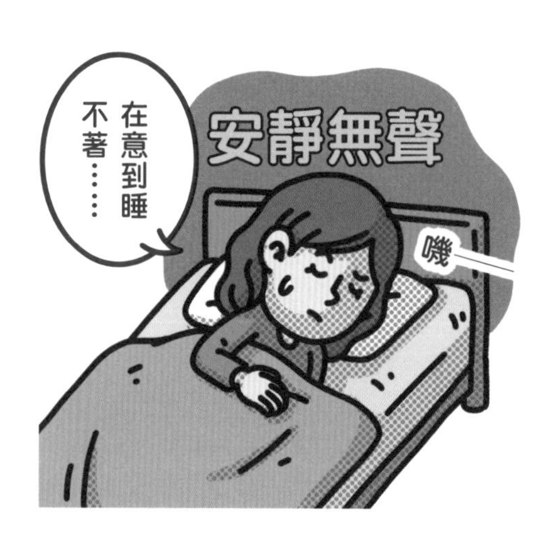

在無意識狀態下出現的耳鳴是警鐘可成為找出原因的其中一個線索

據說，就算是對外國人說「汪汪」，對方也無法理解這是狗叫聲。像是「BOWWOW」（英文）、「MONMON」（멍멍，韓文）或者「gav—gav」（гав—гав，俄文）等擬聲字，在不同的國家，狗叫聲的表現方式也不一樣，「聽覺」是有個人差異的。接下來將會以「耳鳴也是如此」為前提，向各位說明耳鳴聲的傾向。

會引發的耳鳴的問題大多發生在內耳，代表性的疾病為**突發性聽力障礙，特徵是會出現「嘰———」、**

不同部位發生問題所出現的耳鳴聲傾向

來自內耳的耳鳴
- 嘰——
- 嗶——
- 滴答滴答
- 吱——

來自大腦的耳鳴（腦鳴）
- 噗通噗通
- 鏘鏘鏘
- 沙沙

來自中耳的耳鳴
- 嗡——
- 嗚——
- 嘶——呼——
- 啪搭啪搭

聲音種類與聽到的聲音會有個人差異，會因原因而有所不同，有時也會出現變化。

「吱——」這樣的耳鳴聲。梅尼爾氏症也是如此，如果內耳發生問題，出現的耳鳴聲多為高音的耳鳴。

來自腦部的耳鳴，可能是由大腦的疾病、缺血等各種原因所引起，患者會感覺腦裡有聲音（腦鳴）。**因為血液循環不良所引發的腦鳴，其特徵為「噗通、噗通」、「鏘鏘鏘」和「沙沙」這類的低音。**

因為中耳出現問題所引發的耳鳴，也有聲音較低的傾向。主要疾病為耳咽管狹窄症或耳咽管開放症，罹患這兩種疾病時，鼓膜的振動都會產生變化，會出現**「嗡——」「嗚——」**之類的聲音，有些患者也會聽到像「嘶——」、「呼——」這樣的呼吸聲，或是「啪搭啪搭」這種鼓膜振動的聲音。

雖然從聲音的種類與高低無法判斷出原因，但在進行問診、推測哪裡發生問題時，這些資訊很有幫助。

耳鳴的實際狀況 ②

耳鳴必定會有原因與製造出該原因的背景因素

從生活習慣中找出引起血流障礙的主因

來自內耳的耳鳴
有時會伴隨聽力下降與眩暈！

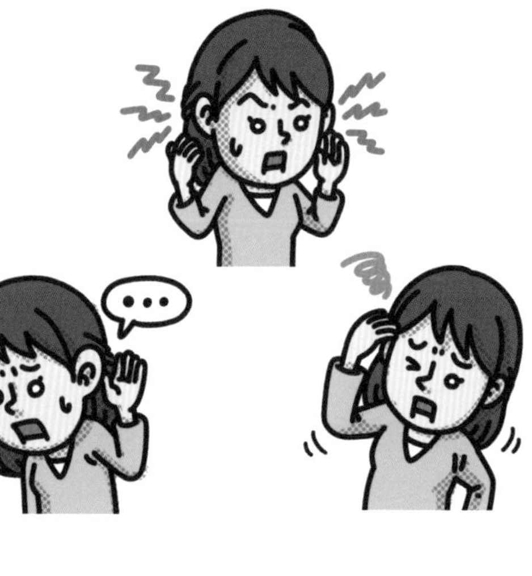

大約有9成的耳鳴，原因都是因為內耳發生問題。有時雖然也和突發性聽力障礙、梅尼爾氏症和外淋巴瘻管這些疾病有關，但實際上，**內耳大多數的問題都是因為血流障礙所造成的。**內耳的血管稱為血管紋，如網子一般縱橫交錯，其特性為「血流很容易中斷」，**如果耳蝸發生異常，就會造成聽力減退，而三半規管發生異常則會讓眩暈發作**，要避免這種事態發生，就必須徹底除去阻礙血液流動的背景因素

會引發耳鳴的背景因素就在日常生活裡

- 顳顎關節障礙
- 內耳異常亢奮
- 化學物質危害
- 微血管血液循環不良
- 藥物中毒、大腦劣化
- 音響外傷
- 疱疹病毒
- 壓力
- 睡眠障礙
- 生活習慣紊亂

回答下一頁的「了解耳鳴背景因素檢測表」，找出自己耳鳴的原因吧！

才行。

此外，**預防因機械性刺激所造成的顳顎關節障礙也很重要**。下顎鄰接耳朵，此處的關節一旦鬆動，血管就會受到壓迫，使血流受阻。雖然前往口腔外科接受治療也是必要的，但會導致顳顎關節障礙發生的原因，也存在於患者的呼吸方式及姿勢等日常生活習慣裡。也就是說，大多數的耳鳴背景因素，都與日常生活密切相關。例如，因為攝取過多的咖啡因所導致的**內耳異常亢奮**、使用染髮劑造成的**化學物質危害**、會受到吸菸影響的**微血管血液循環不良**、使用耳機聽音樂所造成的**音響外傷**、因為免疫力下降使**疱疹病毒再度活性化**而發病、**壓力或睡眠障礙**，以及**生活習慣紊亂**等，不勝枚舉。這些因素組合在一起，就會引發內耳的血流循環障礙。

了解耳鳴背景因素檢測表

從平日的生活方式中找出耳鳴的背景因素，是治療的第一步。
回答下列問題，請選出最符合現況的答案。

	問題		
1	下顎有鬆動的情況，或是會痛嗎？		
	A 是	B 偶爾	C 否
2	會喝咖啡或紅茶、綠茶等含咖啡因的飲料嗎？		
	A 是	B 偶爾	C 否
3	現在的髮色是用染髮劑染的嗎？或是過去曾經有用染髮劑染過頭髮？		
	A 是	B 曾經染過	C 否
4	吸菸狀況為？		
	A 現在有在抽	B 曾經抽過	C 沒有抽過
5	有在使用有機溶劑（稀釋液、農藥、接著劑、塗料 ）嗎？		
	A 是	B 有用過	C 否
6	會曝露在巨大的噪音下（曾經聽過非常巨大的聲響）嗎？		
	A 是	B 曾經有	C 否
7	有頭痛嗎？		
	A 是	B 偶爾	C 否
8	睡眠狀況如何呢？		
	A 失眠，難以入睡	B 容易醒來	C 睡得很好

只要有任何一題回答 A 或 B，
該項目就有可能是耳鳴的背景因素。
必須在接受醫療機構治療的同時進行改善。

問題	耳鳴的背景因素	生活習慣的改善方式
1	顳顎關節障礙	・不要使用嘴巴，改為使用鼻子呼吸。 ・接受顳顎關節障礙或鼻炎的治療。
2	內耳異常亢奮	・減少攝取含咖啡因的飲料。
3	化學物質危害	・以天然染髮劑取代化學染髮劑。
4	微血管血液循環不良	・一定要戒菸。 ・前往戒菸門診就診。
5	藥物中毒、大腦劣化	・在使用有機溶劑時要特別小心。 ・促進自身血液循環。
6	音響外傷	・不要長時間使用入耳式耳機或耳罩式耳機。 ・不要待在密閉空間裡。
7	疱疹病毒	・提高自身免疫力。 ・服用抗疱疹病毒藥物。
8	壓力、生活習慣紊亂與睡眠障礙	・在就寢前 1 小時就洗好澡。 ・就寢前不要使用智慧型手機或看電視。

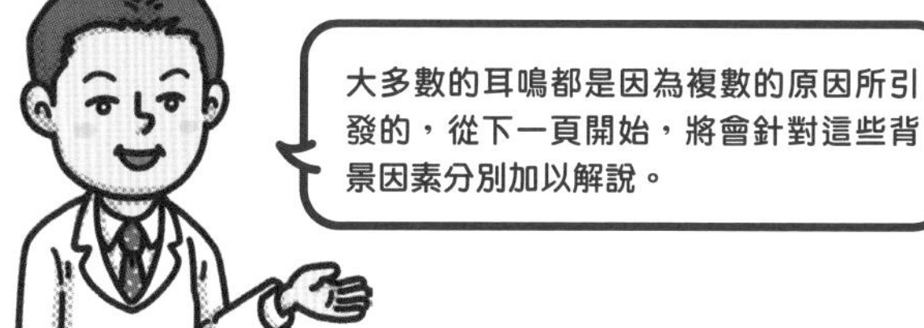

大多數的耳鳴都是因為複數的原因所引發的，從下一頁開始，將會針對這些背景因素分別加以解說。

耳鳴的背景因素①

伴隨關節痛或牙關緊閉耳鳴與顳顎關節障礙的關聯

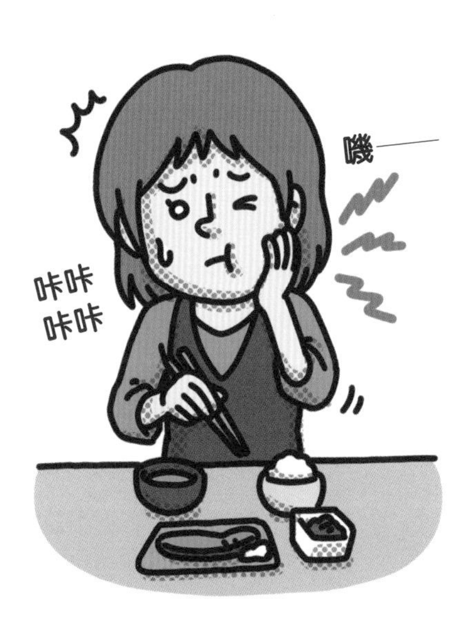

下顎出問題會對內耳造成壓力阻礙流向內耳與大腦的血流

在厚生勞動省的「牙科疾病現況調查」（2016年）中，對於「在將嘴巴張大後再閉上時，下顎會發出聲響，或是會痛嗎？」這個問題，回答「是」的人（6歲以上）大約佔了15%。由此可推測，下顎有某些症狀的人，人數應該在此之上。**在幫耳鳴患者看診時，有相當多的人都患有顳顎關節障礙（也稱為「柯斯頓氏症候群」）**。

顳顎關節障礙會因為頸椎鬆動，**壓迫到周邊**

睡眠中的口呼吸會誘發耳鳴

口呼吸 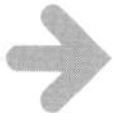 顳顎關節障礙 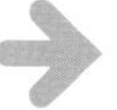 耳鳴

口呼吸會造成頸椎關節鬆動，引發肌肉緊繃，在增加內耳負擔的同時，也會阻礙血流。因為流向腦部的血流受阻，所以陷入容易產生問題的狀態。

口呼吸對身體各處都會造成負面影響

會使身體難以抵禦病毒或細菌入侵。此外，因為血氧含量降低，血液流動會跟著變差；基礎代謝及免疫力降低使人容易生病。血液循環不良也會導致內臟及器官的功能減退，對人體健康造成威脅。

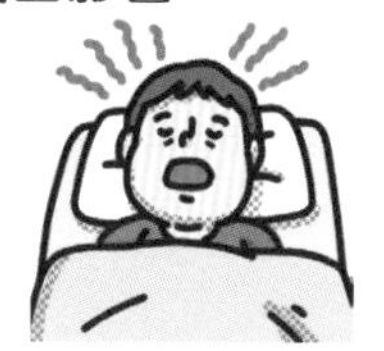

的血管，也會阻礙流向腦部的血流。此外，來自下顎的刺激**會對鄰接下顎的內耳造成相當大的負擔**，所以治療顳顎關節障礙能有效改善及預防耳鳴，是理所當然的結果。

罹患顳顎關節障礙的**一大主因是口呼吸**。持續用口呼吸，會讓下顎周圍的肌肉鬆弛，造成咬合不正。因為下顎的肌肉在睡夢中會處於放鬆狀態，所以特別容易受到影響。**處理方式就是解決鼻塞這個問題**。此外，睡眠時請使用仰臥的姿勢，並且避免使用過高的枕頭。在日常生活中刻意使用鼻子呼吸、讓下顎周圍與頸部的肌肉變得柔軟，對於改善口呼吸也很有效。鼻呼吸可以讓身體獲得較多氧氣，有助於血液流動。如果是重症，請前往口腔外科諮詢醫師的意見吧。

耳鳴的背景因素②

習慣攝取咖啡因就是問題的元凶
內耳異常亢奮

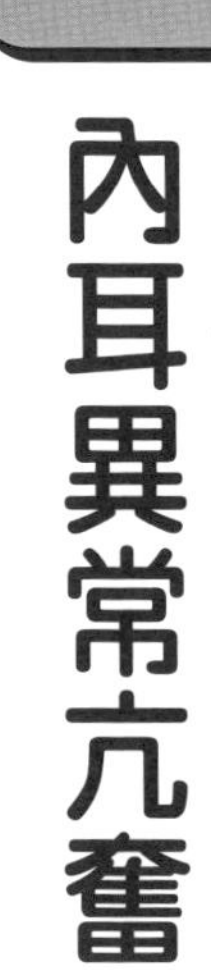

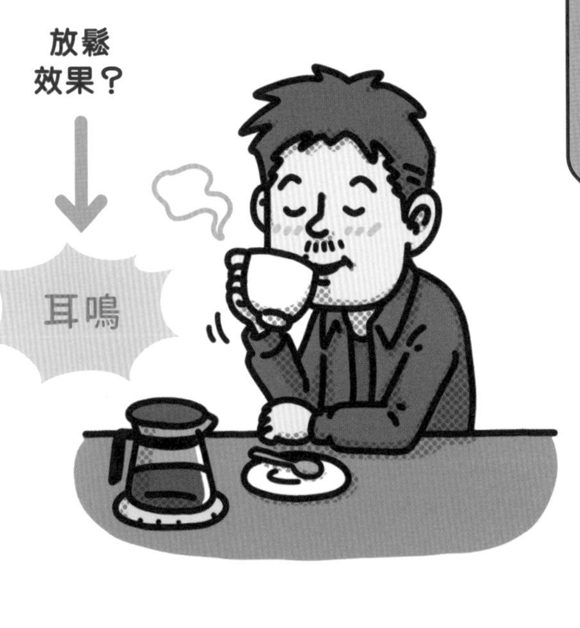

為了不助長耳鳴，必須戒掉咖啡、紅茶與綠茶

從中耳傳來的聲音振動，會使耳蝸淋巴液內的絨毛細胞搖晃，進入亢奮狀態，將振動轉換為電生理訊號。這些**絨毛細胞一旦過度亢奮就會引起耳鳴。而讓細胞亢奮的主因之一，就是咖啡因。**

咖啡因存在於咖啡或紅茶、綠茶這些飲料中，雖然都有抗氧化的作用，可預防癌症和動脈硬化等生活習慣病，對於延緩老化也有幫助，但另一方面，因為咖啡因也有讓神經興奮

時時補充水分很重要！

體內的水分一旦減少，就會形成血栓（凝固成塊的血液），阻礙血流。時時補充水分，特別是在就寢前，喝 1 至 2 杯（200 ～ 400ml）的水可以預防在睡眠中形成血栓。

- 在覺得渴之前就補充水分
- 一次喝 1 至 2 杯即可
- 就寢前特別需要補充水分！

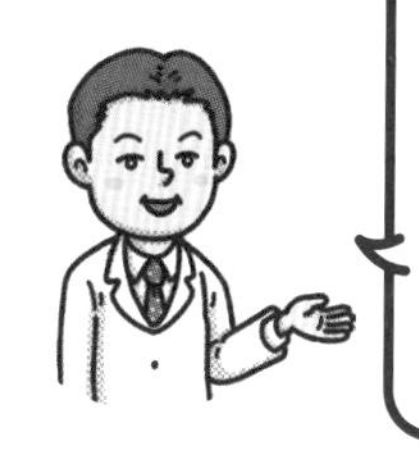

麥茶或花草茶都是無咖啡因的飲料。
特別推薦檸檬水！

檸檬含有豐富的維生素 C（具抗氧化作用）及檸檬酸（可促進新陳代謝），蜂蜜則富含維生素 B 群，可幫助細胞內的代謝、促進血液循環。

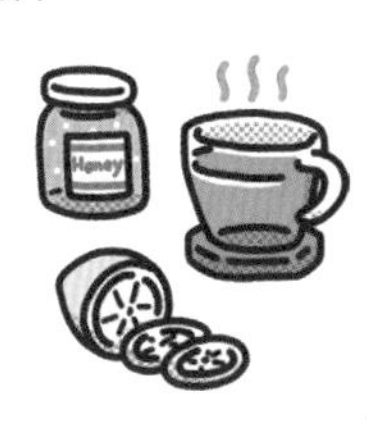

的作用，會讓絨毛細胞更加亢奮，進而助長耳鳴。我並不是要各位在「健康效果」與「降低耳鳴」間做出選擇，但其他的營養素也有抗氧化的作用，**如果為耳鳴所苦，最好還是減少攝取咖啡因吧**。

此外，雖然喝杯茶休息的時間也具有讓精神放鬆的效果，但請用**不含咖啡因的麥茶或花草茶、檸檬水等飲品來代替**。其中我特別推薦檸檬水，檸檬含有對耳朵健康很有幫助的維生素C和檸檬酸，而蜂蜜則有滋補強身的功效，同時富含可以促進血液循環的維生素B群。

補充說明一下，**補充水分對於改善、預防耳鳴也很重要**，水分可以抑制血液濃度上升，讓血液正常循環。

耳鳴的背景因素③

染髮劑會誘發耳鳴化學物質的危害

雖然情況因人而異，
但最好避開這樣的風險！

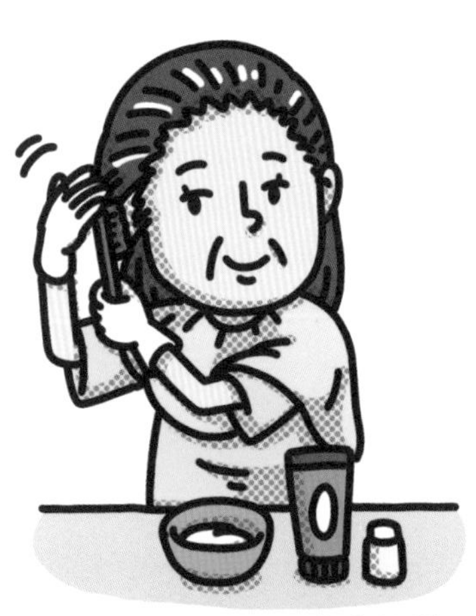

苯胺色素是有害物質

有毒物質會累積在大腦裡誘發重聽或眩暈

誘發耳鳴的背景因素並非單一，而是與多個原因有關。**如果想要改善耳鳴，就應該盡可能地避開有可能引發耳鳴的事物。**染髮劑也是背景因素之一，但因為情況會因人而異，所以也無法一口咬定，認為這對所有人來說都有風險。

染髮劑中含有各種化學物質，也有一些是有害的。**其中需要特別注意的，是苯胺色素。**因為作為染料的苯胺色素的毒性非常強，所以在

調整眼睛與耳朵功能的能力發生問題

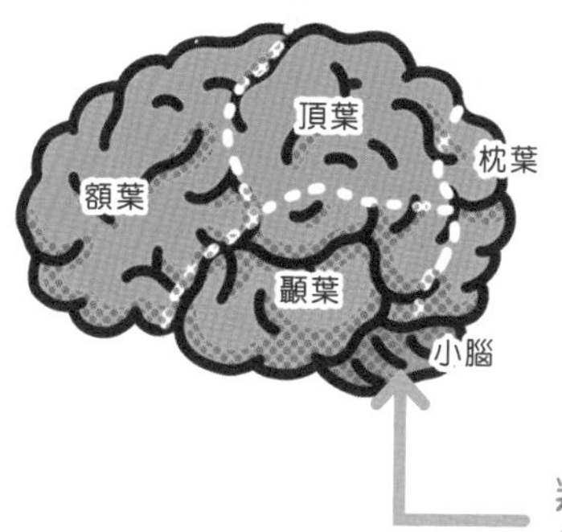

前庭小腦最容易受到染髮劑中所含的苯胺色素衍生物造成的負面影響。這裡是判斷來自內耳和眼球、頸部等處的資訊、以此對聽覺和平衡感進行調整的重要部位，一旦控制功能發生問題，身體就會出現各種異狀。

判斷來自眼睛與耳朵的資訊，做出調整！

雖然受影響的程度會因為體質而有所不同，但仍要理解這是危險因素！

染髮劑中使用的是它的衍生物，但仍然具有毒性。這種物質**具有容易從頭皮滲入大腦，且難以排出體外的特性**，所以也讓危險度更加提高。

容易受毒性影響的部位為小腦的前庭小腦，因為這個部位負責控制眼球運動與耳朵機能，所以**不只耳鳴，還會誘發重聽和或眩暈**。苯胺色素會累積在小腦，如果等到症狀出現後才察覺，為時已晚。

染頭髮最好使用天然染劑，如果沒有漆過敏的問題，使用指甲花之類的植物性染劑也會比較安心。要想改善、預防耳鳴，在生活上做出正確的選擇是很重要的。

耳鳴的背景因素④

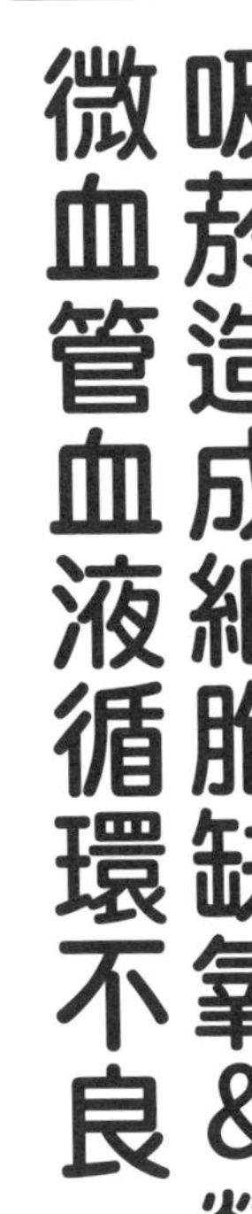

吸菸造成細胞缺氧&營養不良 微血管血液循環不良

在讓血管收縮的同時還會妨礙氧氣與紅血球結合

吸菸可說是具代表性的不良生活習慣。這個行為會讓活性氧增加，不只耳朵與大腦，還會對全身的功能造成負面影響，是眾所周知的事實。此外，香菸中所含的**尼古丁會讓全身的血管收縮，對血液循環有很強的妨礙作用**。越細的血管越容易受到影響，而內耳就佈滿了微血管。

吸菸危害的對象不僅只有自己，在抽菸時，只要身邊有人，煙霧也會進入對方體內。**香菸**

香菸會從兩方面危害健康！

尼古丁

對收縮血管有很強的作用，會誘發血流障礙。微血管特別容易收縮，會讓末梢的細胞陷入缺氧、營養不足的狀態。

煙霧

一氧化碳與紅血球的結合率很高，本應和紅血球結合的氧氣因此受阻，使血液含氧量明顯降低。

如果感覺到壓力的話

喝水 **深呼吸** **散步** **做體操**

這樣就可以不攝取有害物質，轉而獲取人體必要的氧氣！

燃燒時的煙裡含有一氧化碳，會阻礙紅血球與氧氣結合。到達內耳的血液量會因為尼古丁的作用而減少，而煙霧還會阻礙氧氣的供給。即使是已經戒菸的人，也有可能因為過去曾是吸菸者而讓吸菸成為發病的背景因素，這是因為內耳所承受的負擔會隨著時間逐漸浮上檯面的緣故。

想戒菸但卻戒不掉的人，請考慮前往戒菸門診就診。此外，當感受到壓力時，建議改用**補充水分、深呼吸、散步或做體操等方式來紓解壓力**，這些活動不光對戒菸有幫助，也能促進健康。

耳鳴的背景因素⑤

使用有機溶劑，甚至會引發平衡障礙　藥物中毒與大腦劣化

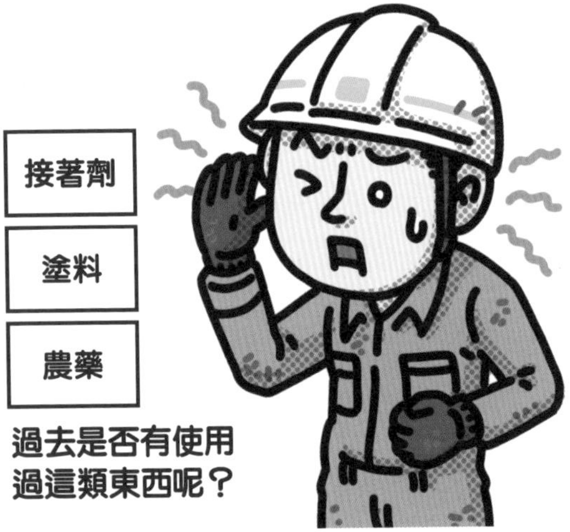

大腦一旦變性就難以恢復原狀 還會伴隨眩暈和頭痛等症狀

耳鳴或重聽有時會是腦部損傷的後遺症，這是因為**大腦具有只要發生變性，就難以恢復原狀的特性**。讓大腦變性的原因之一，就是**因為有機溶劑（稀釋液或氨基苯酚等）傷害腦幹與小腦（中腦導水管症候群）**。有機溶劑包含接著劑和塗料、農藥，**中毒症狀除了耳鳴或腦鳴、重聽外，還有眩暈和想吐、頭痛、覺得頭很重，以及視線模糊等**。

接著劑

塗料

農藥

過去是否有使用過這類東西呢？

也會引發眼部不適或平衡障礙

○ 中腦導水管症候群

以腦幹為中心的小腦也發生異常的疾病，會出現眼球運動異常、大腦發生萎縮或腦室擴大，即使針對病變加以治療，也有可能出現後遺症。

症狀 1 **出現耳鳴或腦鳴、重聽**

症狀 2 **出現眩暈或想吐等平衡障礙**

症狀 3 **視線模糊、重影**

症狀 4 **頭痛、覺得頭很重**

➡ **在醫師問診時盡量詳細說明症狀，以便醫生能夠做出正確的診斷！**

因為有機溶劑成分的揮發性（液體容易蒸發的性質）很高，因此，**不僅會從口鼻吸入，也會經由皮膚吸收**。我想應該有些讀者在工作上會使用塗料或農藥，在此特別提醒，作業時要配戴防毒面罩，並穿著減少肌膚露出的衣服，做好自身防護。此外，如果要在室內使用接著劑，請記得要讓空氣保持流通，時常換氣。對於熱衷於製作模型的孩童，也希望家長能多注意這一點。

因有機溶劑所造成的藥物中毒，會在不知不覺間傷害腦幹與小腦，就算停止使用，症狀也仍會持續發展。即使只有耳鳴或腦鳴、重聽之外的症狀，也請考慮到有聽力障礙的可能性。

耳鳴的背景因素⑥

因為使用入耳式或耳罩式耳機所引發的音響外傷之症狀

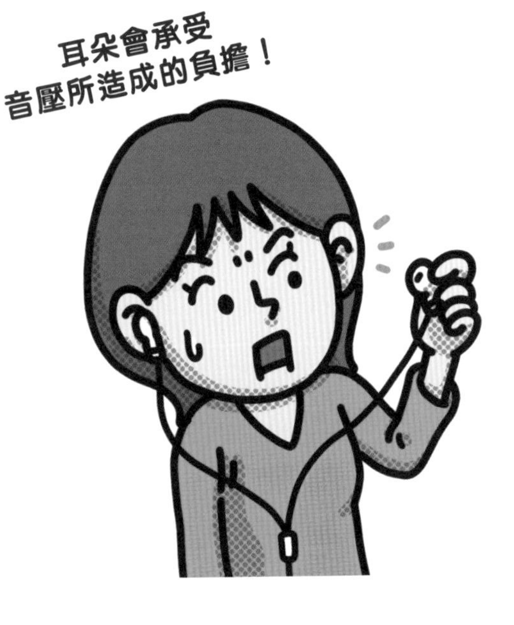

內耳本身一旦受到傷害治療會非常困難

因為強大音壓而造成耳朵功能受損，就稱為「音響外傷」。如果是因為急性期的血流障礙所造成的耳鳴，可以藉由改善血液循環而恢復，但**若是內耳本身出現不可逆的異狀，治療就會非常困難**。說得更具體一點，就是指耳蝸的絨毛細胞受損的狀況。絨毛細胞會因為年齡增長而減少，這種細胞的特性是「一旦死亡後就不會再生」。

雖然突如其來的爆炸聲或音樂節這種活動的

WHO（世界衛生組織）訂定聲壓位準的每日容許基準與作為參考的聲音種類

聲壓位準（dBSPL）	每日容許曝露時間	聲音種類
130	未滿 1 秒	飛機離陸時的聲音
125	3 秒	雷聲
120	9 秒	救護車或消防車的警笛聲
110	28 秒	演唱會現場
105	4 分	施工用的重型機械
100	15 分	吹風機、地下鐵車廂中的噪音
95	47 分	機車
90	2 小時 30 分鐘	割草機
85	8 小時	街頭噪音

出處：改編自一般社團法人日本耳鼻喉科頭頸部外科學會《Hear well, Enjoy Life》

大音量也會造成音響外傷，但近來讓人特別擔心的，是長時間使用入耳式耳機或耳罩式耳機聽音樂所造成的音響外傷。**由於入耳式耳機或耳罩式耳機都是在塞住耳朵的狀態下聆聽聲響，即使音量不大，但長時間使用仍會因為音壓而使內耳受傷。**一旦在年輕時養成習慣，就會持續對耳朵造成負擔。長時間地講電話，有時也會造成音響外傷。

市面上也有藉著頭蓋骨來傳達聲音振動的「骨傳導耳機」這種商品，因為這種耳機不會塞住耳朵，所以我認為應該不會對內耳產生負擔，但實際上，目前對於健康面的影響還尚未有研究，無論如何，希望各位都能避免長時間、大音量地使用耳機。

耳鳴的背景因素⑦

在中耳或內耳中再度活性化 皰疹病毒的負面特性

因為耳鳴慢性化，
也有可能演變為重聽
最大的治療就是提高免疫力

一般狀態下，我們的體內就存在著許多病毒。例如單純皰疹病毒或水痘・帶狀皰疹病毒（皰疹病毒之一）。在孩提時代就會得到，體內含量或增或減，大多數會在疲勞或壓力大、生病時等**免疫力下降的時候發作**。只要是有感覺神經的地方，哪裡都有可能發作，因此，**也有可能會在內耳或聽覺神經再度活性化，並且引發耳鳴或重聽、眩暈等症狀。**

會發生在任何人身上的恐怖感染症

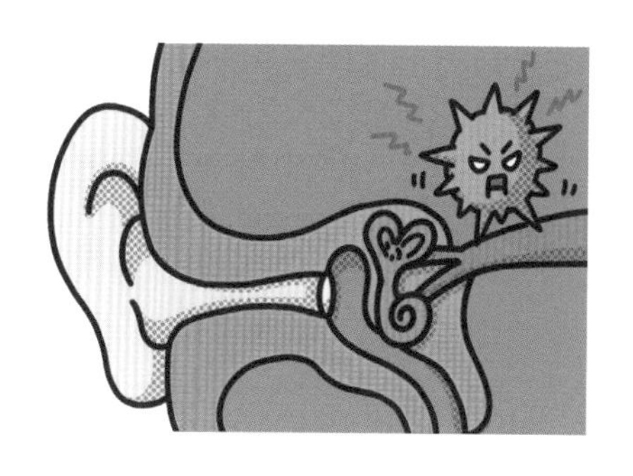

在孩提時代得到後，
會一直存在於體內。

一旦免疫力下降，
就會再度活性化。

身體各處都會出現
疼痛的症狀。

「咔噠咔噠」、「咕嘟咕嘟」
的耳鳴聲是內耳入口受到攻擊，
「嘰——」的耳鳴聲則是內耳遭受攻擊。

當疱疹病毒在鐙骨肌活動時，通常會出現「咔噠咔噠」或「咕嘟咕嘟」的耳鳴聲，如果出現「嘰——」這種高音的耳鳴，表示疱疹病毒是在內耳活動。這種時候會出現讓人覺得站不穩的眩暈症狀，有時還會伴隨頭痛。如果置之不理，耳朵的神經會繼續遭受攻擊，讓問題更加惡化，有可能演變為重聽。

雖然可以藉由服用抗疱疹病毒的藥物來緩解急性期的耳鳴，但最重要的，就是自我照顧，因為疱疹病毒會一直存在於我們的身體裡，所以要過著能提高免疫力的生活，這不只是讓疱疹病毒安分的方法，對其他疾病來說，也是最好的防護策略。

耳鳴的背景因素⑧

生活習慣不良也是起因 壓力與睡眠障礙

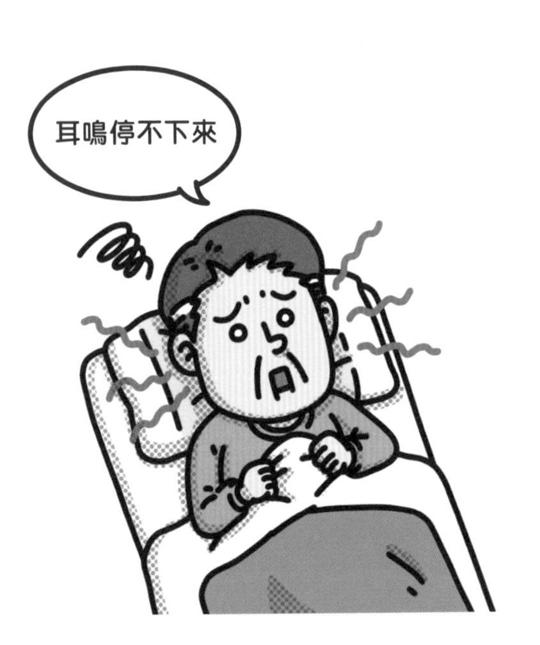

耳鳴 → 難以入眠 → 耳鳴更加嚴重

調整自律神經平衡 有助於改善睡眠障礙

在維持或增進健康所進行的自我照顧中，不可或缺的就是睡眠，雖然這在改善耳鳴或重聽時也同樣重要，但如果有嚴重的耳鳴，甚至會連睡著的機會都被剝奪。當周圍有其他聲響時，耳鳴或許就不會那麼令人在意，但就寢時因為環境安靜無聲，反而會讓人更加意識到耳鳴的存在，加重睡眠障礙。此外，**無法熟睡會讓身體狀況惡化，讓耳鳴更加嚴重，陷入惡性循**

維持調整自律平衡的生活方式

自律神經雖然無法由自己的意志控制，
但可以藉著生活習慣來維持平衡

POINT

① 沐浴在晨光裡，讓身體分泌血清素

一天就從刺激交感神經開始。除了運動之外，沐浴在晨光中可以分泌血清素這種神經傳導物質，讓交感神經處於優勢。

POINT

② 固定的用餐時間

規律生活的關鍵在於飲食，一天中的體溫變化也與用餐有關，受此影響，交感神經和副交感神經也會正確運作。

POINT

③ 避免在睡前讓情緒亢奮，聆聽有療癒效果的音樂

從下午開始，副交感神經會漸漸處於優勢，引發睡意。智慧型手機等會發出藍光的 3C 產品會刺激交感神經，應該避免使用，聽聽音樂來放鬆身心吧。

環。

改善方法就是調整自律神經的平衡。這麼做的好處在於可以促進睡眠，以及抑制腦部的異常亢奮，對於因自律神經失調造成大腦異常的心因性耳鳴特別有效。自律神經包含活動模式的交感神經和休息模式的副交感神經，這兩種神經的活躍狀態在一天中會以畫出兩條相反曲線的方式來取得平衡，**白天是交感神經處於優勢**，隨著**夜幕降臨，會轉由副交感神經佔上風**。要形成這樣的規律，首先**要在早晨刺激交感神經**，沐浴在晨光中健走來啟動神經的開關。曬太陽可以讓人體生成名為血清素的神經傳導物質，這是製造促進睡眠的褪黑激素時所需的原料。

耳鳴的治療①

構築與醫師間的信賴關係，流程為問診↓檢查↓治療和預防

治療是長期抗戰 一定有改善之道

正視異狀，找出不適的原因才是治療的開始。前往醫療機構，藉由問診與檢查和醫師建立起信賴關係後，**治療與自我照顧雙管齊下**，能讓患者更容易恢復健康。在檢查之後進行的治療，有服用藥物的**藥物治療與肌肉注射**等方式，每次治療後都會確認療效。如果成效不佳，就會改用其他方式。此外，**在最新的治療方式中，也會採用聽能復健來改善症狀**。

記錄自己耳鳴的狀況吧！

除了記錄是在何時、何處發生，有何症狀之外（46 頁），也要記錄能在問診時告知醫師的生活環境方面的資訊，以下為範例。

天氣 氣壓變化會影響鼓膜，內耳有時會產生過敏反應。此外，自律神經也會受到天氣影響，可能也會與心因性聽力障礙有關。

睡眠 睡眠是否充足是生活習慣的指標。這與疲勞和壓力也有關係，亦可探究患者是否過度在意耳鳴。

血壓 一旦罹患高血壓，血管就會受到傷害，阻礙血液流動。血液障礙與耳鳴有很深的關係，也要將耳鳴視為高血壓或低血壓的合併症納入考量。

➡ **從背景因素中找出發生問題的原因，也能成為預測下一次耳鳴發生的資料。**

治療耳鳴的大致流程

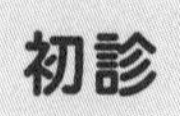

初診

問診、檢查

以患者填寫的初診基本資料表為基礎，推測出可能的原因，再以聽覺檢查等方式進行精密的檢查。

口服給藥

有時只靠藥物治療就見效。此時要配合進行生活習慣方面的改善。

有些醫療機構的治療只到給藥，並不會再進行後續的治療。

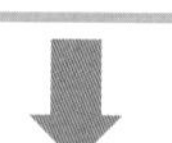

肌肉注射

肌肉中有許多血管，吸收藥物的速度較快。能讓藥物長時間停留在體內也是優點之一。

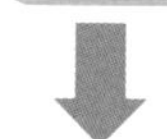

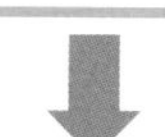

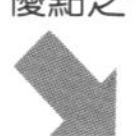

鼓室內注射

將藥劑注入中耳，比起肌肉注射更能對內耳產生效果，可以抑制耳朵的異常亢奮。

TRT 療法

讓大腦適應耳鳴或腦鳴的音響療法。可轉移患者對耳鳴的注意力。

柔整復健、針灸治療

由柔道整復師（※1）進行，放鬆患者的關節和肌肉，促進血液循環。對於因血流障礙所引起的耳鳴很有效果。

精神門診

進行以藥物治療為主的神經精神學方面的治療，處理由心因性耳鳴所造成的失眠、不安及憂鬱。

※1：通過國家考試，獲得厚生勞動大臣證書的職業。針對明顯是由外傷對骨骼、關節、肌肉、肌腱或韌帶造成的骨折、脫臼、瘀傷、扭傷、挫傷等損傷，藉由不需手術的「非侵入性治療」進行整復、固定等處置，讓人體能夠發揮最大限度的自癒能力。

※ 以上流程以川越耳科學診所為例

耳鳴的治療②

源自內耳的耳鳴，治療方式為口服藥↓肌肉注射↓鼓室內注射

一邊確認治療效果 一邊以改善血流障礙為目標

大多數處於初期的耳鳴，都可以藉由改善生活習慣來減輕。請各位要記得，**即使耳鳴已經慢性化，自我照顧對改善耳鳴也很有貢獻，必須與治療雙管齊下**。

治療的**第1階段為口服療法**，主要使用的藥物有3種：「三磷酸腺苷」有擴張血管，促進血液流動的作用；「維生素B_{12}類藥品」可以讓身體製造正常的血液，同時修復神經；而「菸鹼醯胺．罌粟鹼鹽酸鹽」則有增加內耳血液量

基本的治療方式

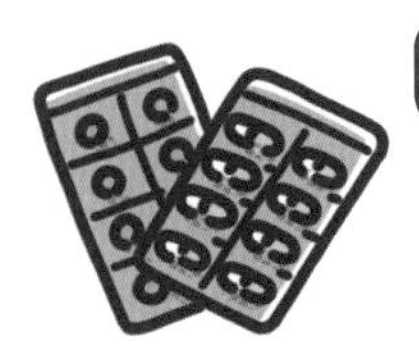

①口服療法

服用具有擴張血管、增加血液流量、修復神經等效果的藥物。服用大約2星期後再確認療效。

②肌肉注射

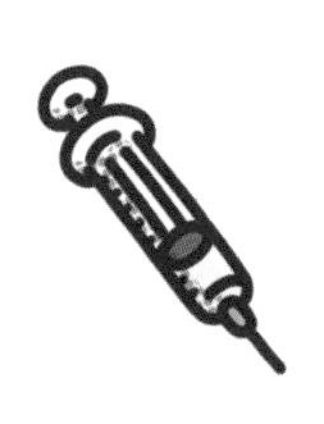

與皮下注射不同，將藥液直接注入肌肉。因為肌肉中有許多血管，吸收的速度會比口服藥更快。以2星期1次的頻率注射，進行4次後確認療效。

③鼓室內注射

可以讓藥物直接到達內耳。不只能夠抑制發炎，還有藉由新生血管讓內耳的血液循環變好的效果。1 星期內注射 1～2 次為一組，共進行 3～4 組（1 個療程）。

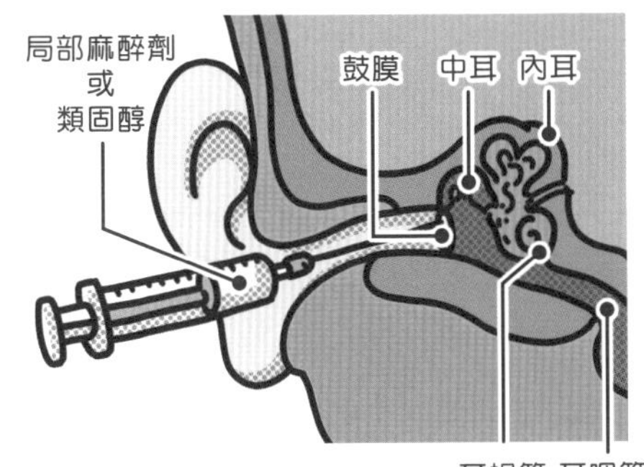

如果仍然不見起色……

有時也會更換藥劑或使用麻醉藥。

如果完成第 1 次療程後成效不彰，會再進行第 2 輪。

的作用。如果沒有效果，**本院會以肌肉注射作為第2階段的治療方式**。使用藥物為「維生素B12類藥品」和具有抑制內耳衝擊、抑制絨毛細胞變性作用的「軟骨素藥品」。因為肌肉注射有**不易受到腸胃影響、能較快看到效果、藥物能長時間停留在體內等特性，療效更佳**。

如果肌肉注射仍然沒有效果，就會進行**鼓室內注射**。將局部麻醉劑或類固醇以長針頭的注射器注入鼓膜內側，讓藥物能夠確實到達內耳。**產生新的血管叢（新生血管）後可以改善血液循環，抑制內耳的異常亢奮**。這個治療方式大多不適用健康保險，請向各醫療機構確認。

耳鳴的治療 ③

以雞尾酒療法處理源自大腦的耳鳴

合併使用針對問題根源的藥物與緩和症狀的藥物

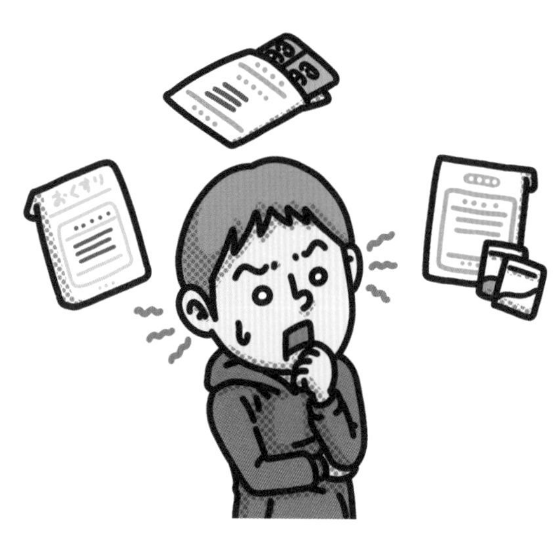

即使只有內耳出問題，有時也需要使用多種藥物搭配進行治療。如果耳鳴**慢性化引發腦鳴，讓腦部出現異常時，就必須再使用其他的藥物**。因為使用多種藥物的關係，這種治療方式也稱為**「雞尾酒療法」**。

具體來說會以抑制大腦亢奮的抗痙攣劑為主，搭配與血液循環或神經有關的藥物。**因為慢性化的耳鳴與多個原因有關，所以必須針對各個原因，對症下藥**。

雞尾酒療法主要使用的藥物

三磷酸腺苷	擴張血管
三氮二氮平	有抗焦慮的作用
Ibudilast	改善大腦、心臟與內耳的循環障礙
甲磺酸二氫麥角胺	調整高血壓
邁妥林鹽酸鹽	調整低血壓
Tofisopam	調整自律神經
Pravastatin Sodium	降低三酸甘油酯
阿司匹靈	減輕動脈硬化

必須同時改善多個原因！

雞尾酒療法常用的藥物如上方列表所示，會從中選擇幾樣搭配使用。在一些病歷中，耳鳴一旦慢性化，就會出現精神方面的症狀，此時也會再加上穩定心理狀態的藥。此外，因為患者也有血壓升高的傾向，根據狀況會使用降血壓藥物。像這樣**由「直接處理耳鳴原因」的對因療法與「緩和症狀」的對症療法兩方面進行治療**。

另外，不限於雞尾酒療法，如果耳鳴的原因為疱疹病毒，就開立抗疱疹病毒的藥物、有嚴重睡眠障礙時則會開立輕度安眠藥的處方，針對引發問題的原因對症下藥。

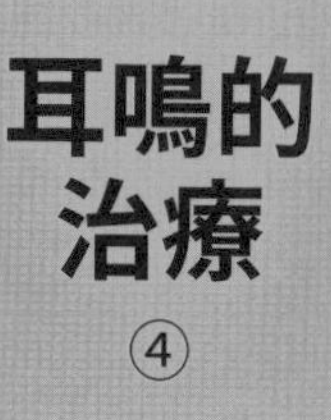

讓大腦適應耳鳴的TRT療法與神經精神科和身心科合作

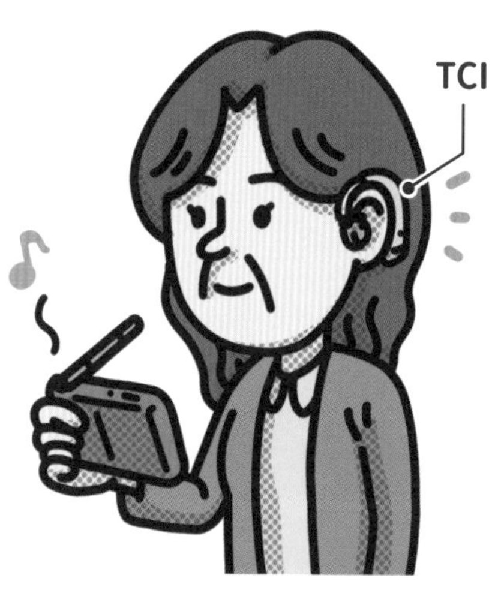

聆聽雜音以習慣耳鳴

讓耳鳴變成「不會讓人不快的聲音」也能消除精神上的不安

也有與「直接處理耳鳴原因」的對因療法性質不一樣的治療方式，就是源於美國，目前已普及到世界各地的**「TRT（Tinnitus Retraining Therapy）療法」，這是一種讓大腦適應耳鳴或頭鳴**的治療。

治療時需要在耳朵配戴TCI（耳鳴控制器；Tinnitus Control Instruments）這個器具，配合患者的狀況，播放調整後的雜音，以此訓練患者轉

要想治療心因性耳鳴，也需要接受諮商

心因性 因為社會或家庭的壓力、人際關係的困擾等造成心理方面的負擔。亦稱為「精神官能症」。

諮商 在神經精神科或身心科，會進行諮商或認知行為療法等專門性的治療。以恢復精神狀態、回歸日常生活為目標。

自我照顧 藉由消除壓力、調整作息、改善飲食生活等自我管理的方式來維持自律神經的平衡，也是很重要的。

➡ **視情況與耳鳴切割**
針對精神方面進行治療。

移對耳鳴的注意力。是否會在意耳鳴、以及是否會感到不舒服是因人而異的，這個治療就是要**營造出即使有耳鳴，患者也「不會特別在意」、「不會感到不快」的狀況**。原本我們就生活在充滿雜音的環境裡，在家中有電視或電器的聲音，出門在外時會聽到他人的說話聲、鳥叫蟲鳴聲及風雨聲，如果會因此感到不快，精神就會變得不穩定。也就是說，要避免**「因為過度在意耳鳴，反而助長情緒焦慮」**這件事。

進行TRT療法時，除了問診和檢查之外，也必須接受諮商。並且在調整雜音的種類和音量後，以每天使用6～8小時為目標，治療時間需要1～2年。**此外，如果同時有重聽的狀況，有時也會結合「助聽器治療」與音響治療一起進行。**

耳塞對耳鳴非常有效？
實際確認使用耳塞的優缺點

在隔絕外界聲音的狀態下行動，因為缺少來自聲音的資訊，感知能力會降低，相當危險。然而，在施工現場工作，或是身處會曝露在大音量的音樂下的場所，使用耳塞反而可以避免音響外傷。不如說在這樣的情況下，應該要使用耳塞才對。

耳塞有許多種類，其中也有能夠確認周圍聲音的類型。比方說藥局販賣的棉花球或降低雜音的耳塞，使用這類產品就可以即時避開危險。像 TRT 療法（84 頁）一樣，想讓大腦在不知不覺中逐漸適應耳鳴的話，戴著耳塞活動身體也很有效果。大腦所感知或無視的聲音一旦產生變化，對耳鳴的反應也會改變。例如，如果戴著耳塞走路，就會藉由骨傳導而感受到腳步聲，我想各位平日在行走的時候，應該不太會意識到這個聲響吧。耳鳴雖然不能完全消失，但可以因為自己的行動而減輕。

此外，如果為了隔絕會對自己造成壓力的聲音（例如餐廳裡其他人的聊天聲、或是嬰兒的哭聲等）而使用耳塞，就會失去給與腦部適度刺激的機會。在接下來的第 3 章中，會針對重聽加以解說，但察覺周圍的各種聲音，也能夠預防老年性聽力障礙。

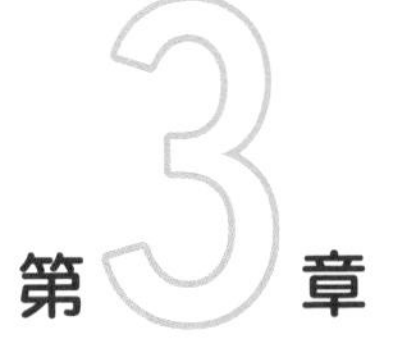

第3章

找出重聽的原因及重聽的治療法

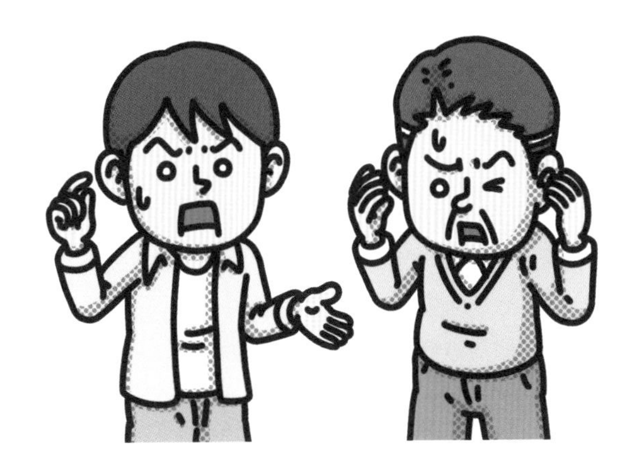

雖然耳鳴會有所變化，
但重聽一旦置之不理，就會重症化。
不只聽覺，還會發展為腦部的異常，
有些病例還會出現失智症或引發精神疾病。
想要改善及預防重聽的第一步，就是了解發生的原因。

重聽的實際狀況 ①

任誰都有危險因子 難以被周圍理解的重聽

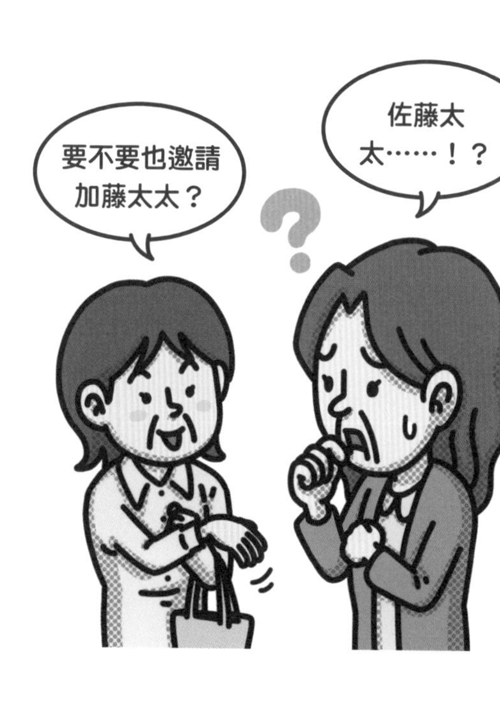

重聽會導致溝通障礙 「聽力」出問題的形態因人而異

據說與聽覺有關的神經纖維大約有3萬條，但我們並沒有充分使用它們。不只聽覺，人類大腦原有的能力也幾乎都處於沉睡狀態，但沒有人注意到這件事。重聽的主因也與此有關。**溝通是建立在「用耳朵聽（hear）」、「用大腦聽（listen to）」及「詢問對方（ask）」之上**，可以說重聽就是「在其中一個環節上出現異常」。為了處理這些異常，會進行醫學方面的治療，但**如果想改善及預防重聽，也必須進**

根據聽力狀況可推測出的一些疾病

難以聽清楚子音 →老年性聽力障礙（初期、輕度）

難以識別母音 →中耳炎、梅尼爾氏症病

誤聽成不同的發音 →老年性聽力障礙（進行期、中度以上）

聲音整體聽起來悶悶的 →中耳炎、耳硬化症

無法在噪音中分辨聲音 → APD（聽覺處理障礙）

因為難以被周圍的人察覺
一有自覺症狀請立刻就醫！

行刺激腦部的聽覺訓練，也就是喚醒沉睡的大腦和神經。

此外，重聽也有**「難以被他人理解」**的一面。因為難以確認對方是否能正確辨識聲音。假如無法清楚地將自己想說的話傳達給對方，即使聽覺沒有異常，也會發生「聽錯了」這種事。重聽具有聽不清楚子音或母音、或是聽不清楚某些音量或高低音的特性，**要想改善重聽，對自覺症狀有所認知是很重要的**。沒有意識到自己出現重聽的症狀，也是造成延誤治療的主因。覺得「自己的聽力」好像有點怪怪的時候，就儘速前往醫療機構就診吧。

重聽的實際狀況 ②

重聽會在日常生活中逐漸惡化 一旦置之不理便會難以治療

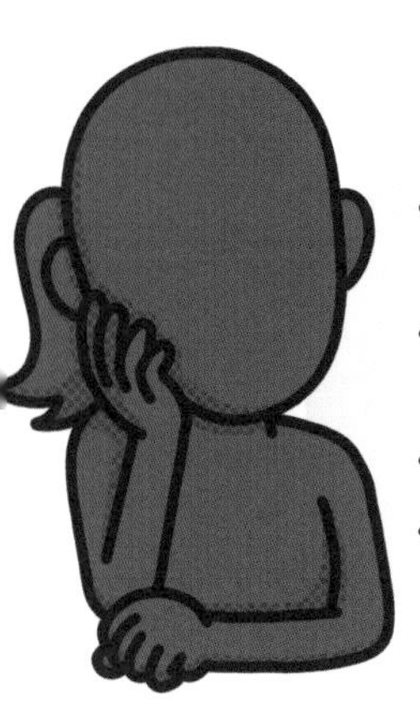

- 聽力減退是因為年紀大了
- 也沒有痛苦到需要去看醫生
- 之後就會好了吧
- 還有一邊的耳朵聽得見，就忍耐一下吧

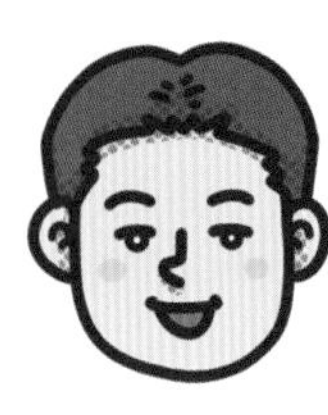

以上全都是錯的！早期發現、早期治療是大原則 !!

聽覺功能減退，置之不理與妥善照顧的結果天壤之別

如果僅有外耳或中耳發生問題，在治療後就能好轉，但如果置之不理，有可能導致內耳或大腦發生異常。這是因為從耳廓可以直達腦部，**外耳或中耳的問題如果沒有得到改善，內耳或大腦就會出現異常反應**。

當然，如果內耳或大腦有嚴重的問題，就不可能自然痊癒。人體所有的部位都會隨著時間而劣化，也可以說是老化。特別是**聽覺器官**，

讓重聽持續發展的重要原因

曝露在大音量之中	因為對內耳造成負擔，絨毛細胞產生異常反應，受到傷害，其結果會導致大腦產生異常反應。
阻礙血液流動的生活習慣	內耳的血管很細，血流很容易受阻。吸菸、飲酒過量，以及會累積膽固醇的飲食生活會造成血液中的含氧量不足。
高血壓、腎臟問題	一直處於高血壓的狀態會傷害血管，讓血液循環變差。腎臟功能下降與血流受阻會導致高血壓。
精神狀態不穩定	自律神經一旦失調，也會影響到腦幹與小腦。無法對資訊做出正確的判斷，大腦就會產生異常反應。

自我照顧能減緩重聽發展。作為預防對策也十分有效。

因為構造相當精巧，所以容易受到缺氧或血流障礙影響，如果不徹底去除引發重聽的原因，長此以往，會讓症狀持續惡化，導致腦部產生異常反應，也會影響到自律神經。如果全身上下都出現問題，治療起來就會很困難。雖然已經提過很多次了，但我要再次說明，**內耳的絨毛細胞，原則上會隨著年齡增長而減少，受到損傷的細胞也不會再生**。如果對異常狀態置之不理，就會連健康的細胞都受到負面影響。

此外，在這樣的狀況下，如果還長時間處於大音量的環境中，或是過著會阻礙血液流動的生活，抑或對血壓管理毫不在意的話，只會讓症狀更加惡化，也會因此在精神方面造成明顯的不安與焦慮，這就是自我照顧之所以重要的理由。

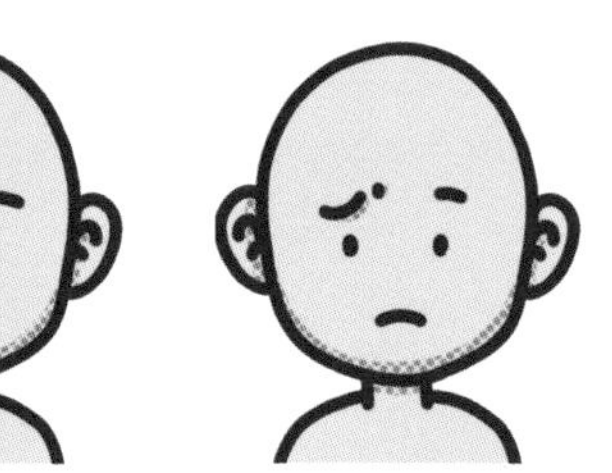

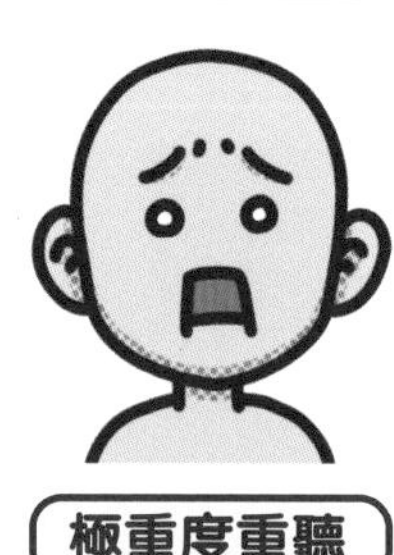
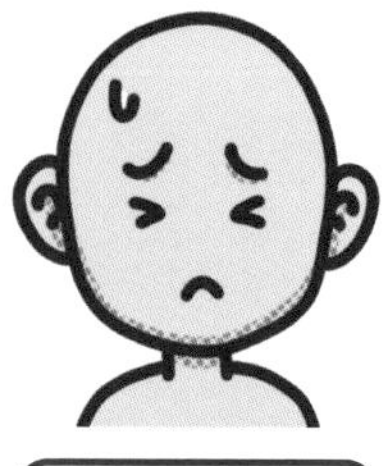

重聽分為4階段 聽覺的異狀有4種類型

掌握「聽覺」的狀況 可以進行妥善的治療與積極應對

重聽一旦變得嚴重，治療就會非常困難。如果是輕度重聽，在治療方面有許多選擇，也可以恢復到不會在日常生活中造成不便的狀態。

雖然在進行聽力檢查時會更詳細地確認實際狀況，但請先回答「耳鳴障礙量表」（22頁），了解自己現在處於重聽的何種階段吧。此外，在聽力檢查中，會如26頁的表所示，以聲音的強弱將聽力障礙分為4 種類型。

輕度重聽（26～50分貝）為「難以聽見悄悄

重聽可分為 4 種類型

低頻音障礙型　因為母音為低頻音，所以有容易聽不清楚他人說話的傾向。這類型的人大多會有「耳朵堵住」的感覺，可能罹患中耳炎或耳咽管狹窄症、梅尼爾氏症初期。

高頻音障礙型　因為無法聽清楚屬於高頻音的子音，「漏聽某些內容」的情況會增加。大多為老年性聽力障礙或因藥物中毒所引發的問題。

山谷型　因為無法聽清高頻音與低頻音之間的中間部分，所以整句話聽起來都很模糊，這類型的主要病因為聽覺神經瘤。

聾型　圖表中的線整體處於較低的位置，表示所有聲音都聽不清楚。可能患有內耳炎、重度突發性聽力障礙或先天性內耳畸形。

➡ 也要進行聽力檢查（48 頁），
從重聽的類型中找出原因，有助於後續治療。

話，或是在吵雜的地方聽不清楚對話內容」的程度、中度重聽（51～70分貝）為「如果聲音夠大就聽見」的程度、重度重聽（71～90分貝）為「要在耳邊大聲說話才聽得到」的程度，而極重度重聽（91分貝以上）為「連大聲說話或大音量的電話鈴聲都聽不到」的程度。此外，在聽覺並無異常的情況下，人類能夠聽到的聲音範圍為0～120分貝。

除了聲音強弱之外，能聽見的音高也有所不同。在48頁耳鳴的章節裡也有說明，根據患者聽不清楚的頻率（赫茲），可分為低頻音障礙型、高頻音障礙型、山谷型及聾型4種。

像這樣掌握重聽的程度及聽不清楚的類型，就能在找出原因後，進行妥善的治療，以及在日常生活中正確應對。

重聽的實際狀況

④

傳導性、感音性與混合性縮小範圍，找出發生問題的地方與發生原因

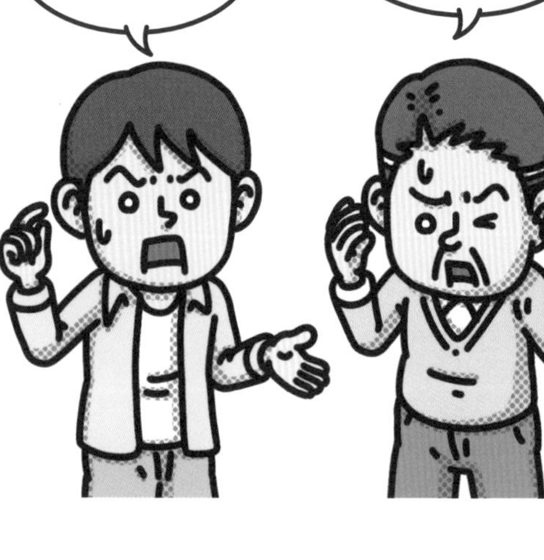

有各種疾病會引發重聽改善之道也各有難處

掌握了重聽的狀態之後，接下來就要找出發生問題的地方。在40頁已經稍微提過，重聽可分為**「在外耳到中耳這一段發生問題」的傳導性聽力障礙**、**「從內耳及內耳之後的部分出問題」的感音性聽力障礙**及**「混合兩者」的混合性聽力障礙**。除此之外，與這些重聽成因不同的**心因性（功能性）聽力障礙，患者也有增加的趨勢**。

傳導性聽力障礙需要針對外耳或中耳發生問

聲音從傳達、感知到理解的過程中有某處發生異常

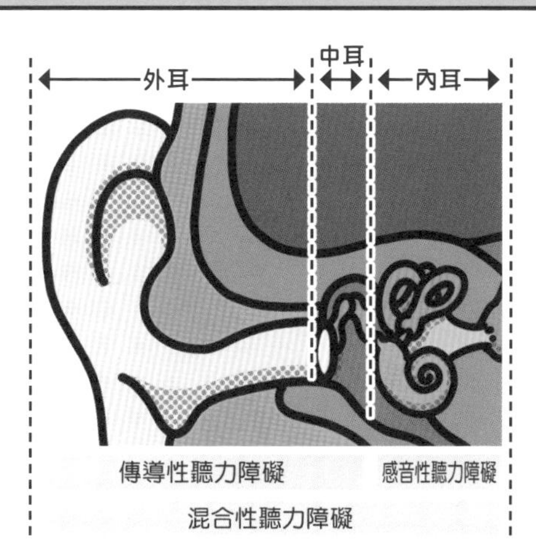

心因性聽力障礙與神經和大腦有很深的關係。

題的地方進行治療，相對來說是比較容易改善的重聽，其特徵為「感覺耳朵好像塞住了」。會出現這個症狀的主要疾病有：因為病毒或細菌感染造成發炎的**外耳炎或中耳炎**、累積過多耳垢的**耳垢栓塞**等。

幾乎所有的重聽都是感音性聽力障礙。因為問題大多出在內耳的耳蝸上，所以也稱為內耳性聽力障礙。主要原因為絨毛細胞減少或受損，代表性的疾病有**老年性聽力障礙或突發性聽力障礙**、**梅尼爾氏症及急性外傷性聽力障礙**，由於內耳也具有平衡功能，所以患者常會出現眩暈的症狀。此外，**也有不少病例是因為聽覺神經或腦幹**、**大腦的異常所造成**，因此也稱為耳蝸後病變。

從下一頁開始，將針對會造成重聽的疾病進行詳細的解說。

重聽的疾病①

引發傳導性聽力障礙的原因
外耳炎、中耳炎、耳垢栓塞

清潔耳朵或使用耳機都是危險因素
中耳炎一旦置之不理就會慢性化

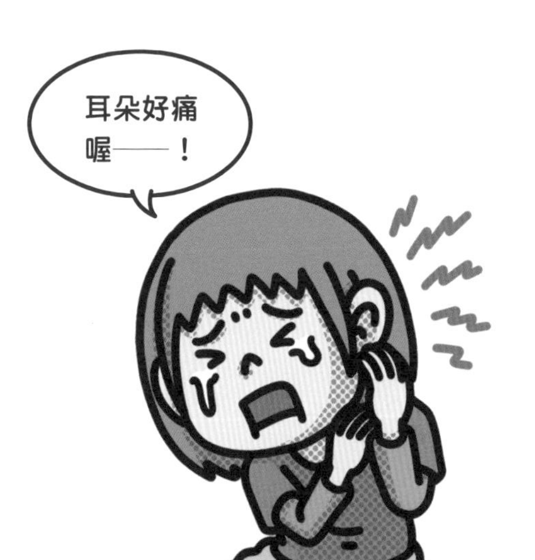

在24頁已經提過，過度清潔耳朵有可能會在外耳引發炎症（外耳炎）。不只清潔耳朵，使用入耳式耳機也會讓外耳受傷，可能使傷口感染金黃色葡萄球菌或綠膿桿菌、真菌等。此外，耳垢具有防止細菌或灰塵進入內耳的作用，**如果一直想把耳朵清乾淨，反而會讓耳垢增加，堵住耳朵，這個症狀稱為「耳垢栓塞」**，必須接受耳鼻喉科的治療。

中耳炎有許多種類，原因是因為病毒或細菌

不可小覷的各種中耳炎

急性中耳炎	據說 3 歲以下的幼兒，有超過半數都曾得過這種中耳炎。會產生強烈的疼痛及發燒。最好在發炎尚未擴散前治療。
膽脂瘤	因為中耳炎慢性化，使上皮組織進入中耳，讓聽小骨及附近的器官受損。也有先天性的膽脂瘤。
積液性中耳炎	分泌液積聚在中耳腔中的疾病。因為不會痛也不會造成發燒，所以很容易被患者置之不理。耳咽管狹窄症有時會引發這種中耳炎。
慢性中耳炎	因為中耳持續發炎，使中耳黏膜腫脹、鼓膜穿孔，形成耳漏。
粘著性中耳炎	因為中耳炎慢性化，造成鼓膜黏附在中耳腔腔壁上的狀態。容易造成重聽，重症時需要進行手術。

➡ 炎症的發展會讓重聽惡化，必須動手術。

感染。特別是急性中耳炎，大多數的孩童都會得過一次，會伴隨強烈的疼痛與發燒。這是因為孩童的耳咽管既粗且短，抵抗力也不足，所以容易被感染的緣故。一旦讓中耳炎慢性化，中耳原本沒有的上皮組織就會進入中耳，使聽小骨及附近的器官受到損傷，這稱為膽脂瘤（亦稱珍珠瘤），如果持續發展，會使重聽惡化。分泌液累積在鼓膜深處的中耳腔會造成積液性中耳炎，有時也會變成膽脂瘤。這些症狀如果持續，有時會導致鼓膜穿孔，造成持續耳漏的慢性中耳炎或鼓膜黏附在中耳腔腔壁上的粘著性中耳炎。

重聽的疾病 ②

老年性聽力障礙

感音性聽力障礙的疾病～因年歲增長而發生的

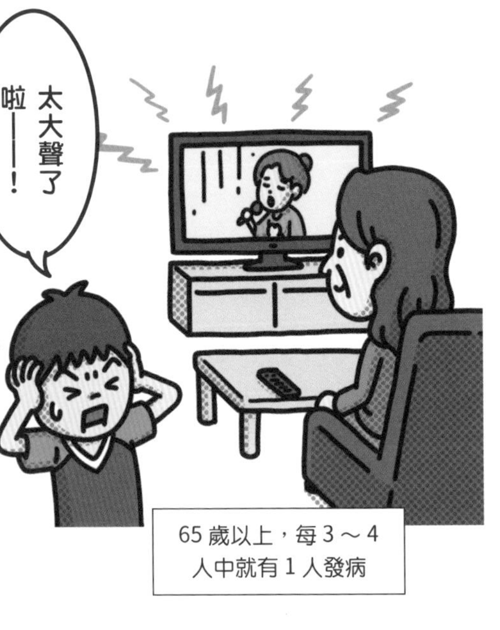

65 歲以上，每 3 ～ 4 人中就有 1 人發病

因為血管老化使內耳出現問題絨毛細胞疲乏導致重聽

相信日本人一定有聽過「耳朵跑遠了」這個用來形容重聽的詞彙吧，各位是否覺得「這也是沒辦法的事」呢？答案是「NO」。之所以會這麼說，**是因為依照發生問題的狀況，有可能進行治療或加以預防**。不過話雖如此，因為年齡增長而產生重聽的狀況相當嚴峻。根據國立長壽醫療研究中心的研究結果（2008～2010年調查），輕度重聽以上的盛行率，在65歲以上的男性中為44％，女性為28％；80歲

老年性聽力障礙的徵兆

徵兆 ①
要求對方再說一次或是聽錯的次數增加

因為聽不清子音，對話大部分的內容會變得曖昧不清。特別難以聽清日文中屬於高頻音音域的「Ka行、Sa行、Ha行」。

徵兆 ②
常常沒聽見有人在叫自己

因為感音功能出現異常，大腦的反應也跟著變差。對於較小的聲音或語速較快時的反應會更差。

徵兆 ③
電視的音量調大，自己說話的音量也變大

因為聽不清楚，所以會試圖加大音量。對於自己說話音量大小的感知也會變差。

原因為聽不清楚高頻音。

以上的盛行率，男性為84%，女性為73%，比例相當高。**因為存在個人差異，所以一般認為大約從30多歲起，聽覺功能就會隨著年齡增長而下降。**

聽覺功能降低的機轉是從血管老化開始。**一旦發生血流障礙，內耳也會跟著老化。**具體一點的說，**是耳蝸裡的絨毛細胞減少與受損。**容我再說一次，這種細胞是不會再生的。

要求對方再說一次或是聽錯的次數增加了、常常沒聽見有人在叫自己、電視的音量越調越大聲、說話的音量變大，這些都是老年性聽力障礙的徵兆。**症狀的特徵為「難以聽清較高的聲音」**。因為子音屬於高頻音，所以幾乎所有的對話聽起來都變得曖昧不清，會希望聲音能夠更大聲一點，好讓自己能夠聽清楚。

最先進的療法「聽能復健」

目的
改善老年性聽力障礙患者聽覺與認知功能下降的問題，以及提高患者對配戴助聽器的滿意程度。

方法
於醫療機構由語言聽力治療師進行針對說話速度的訓練、聽懂詞彙的訓練、溝通訓練以及對家人的指導，在家裡則使用聽覺訓練用的音源（CD）練習。

效果
提高語音明瞭度及聽懂詞彙、短文的能力，以及腦幹處理資訊的速度等，進而提高代表人生或生活充實程度的 QOL（生活品質）。效果因人而異。

分別從聽力、認知功能及心理層面3個面向進行改善！

老年性聽力障礙會增加罹患失智症的風險
藉由聽覺訓練讓大腦活性化

聽不清楚高頻音的老年性聽力障礙，是因為呈螺旋狀的耳蝸上，感知高頻音部分的細胞受到損傷。**高頻音會讓腦部活性化，因為這個特性，所以大腦功能必然會停滯**。此外，一旦罹患重聽，由於來自耳朵的資訊量減少，對腦部的刺激也跟著減少、衰退。之後**腦幹處理資訊的速度會降低，右腦與左腦的聽覺皮質、邊緣系統裡的杏仁核與海馬迴，以及連接著這些部分的自律神經也會發生異常，認知功能逐漸降低**。因為有這樣的背景因素，在治療老年性聽力障礙時，除了聽覺部分的治療，部分醫療機構開始提供**能對大腦產生作用的聽覺復健**這種

老年性聽力障礙的發病與基因有關

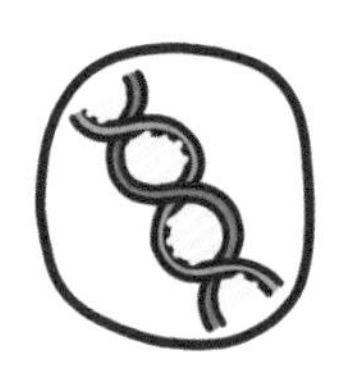
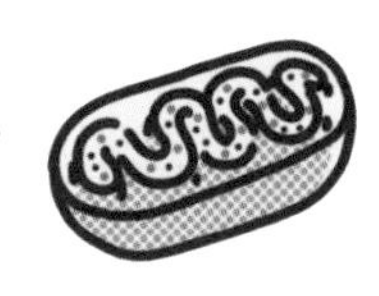

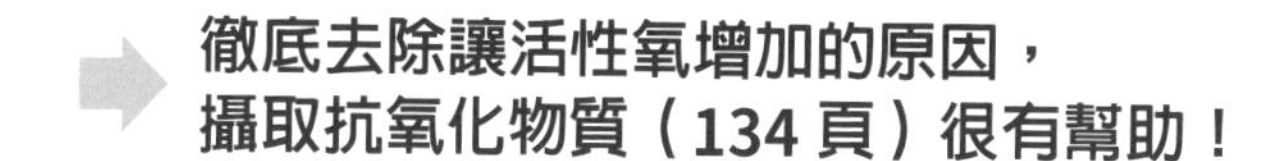

最先進的醫療方式。與語言聽力治療師提供的個別訓練並行，請患者在自己家中進行聽覺訓練。這個訓練對於預防老年性聽力障礙也有效果，建議各位可以做做看146～155頁所介紹的訓練方式。

此外，現在也已經證明，老年性聽力障礙的發病原因與基因有關。Bak基因會促使粒線體（胞器的一種）發生細胞凋亡。體內的活性氧增加時，Bak基因就會活性化。雖然人體有處理活性氧的酵素，但從25歲左右開始，就會逐漸消失。**因為活性氧會加速身體老化，所以應該排除吸菸、飲酒、藥劑與壓力等會讓活性氧增加的原因。**

重聽的疾病 ③

突發性聽力障礙

感音性聽力障礙的疾病～與年齡無關，突然發病的

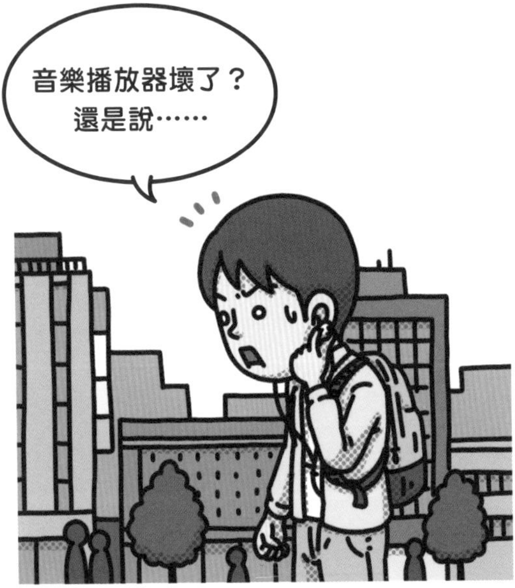

雖然發病原因不明，但仍然可以找出發生問題的地方

這是其中一邊的耳朵（極少數患者為雙耳）的「聽力」突然變差的疾病。例如一早醒來突然就聽不見了、或是在講電話時突然發現自己聽不見對方的聲音等，毫無任何前兆是這種疾病的特徵。**發病的年齡層很廣，患者人數有增加的傾向**。這個疾病的可怕之處有3點：首先是只要**一發病就會在短時間內引發嚴重的重聽，耳鳴也難以減輕；其次，是**

突發性聽力障礙的特徵

發病時機	突然發作。 沒有作為前兆的症狀。
症狀	其中一邊的耳朵聽力變差。覺得耳朵好像被堵住。有時也會伴隨耳鳴、眩暈和想吐的感覺。
容易發病的身體狀態	大多數的患者都過勞或承受巨大的壓力。 也有很多人患有高血壓或糖尿病。
發病後的應對方式	剛發病時需要靜養，立刻前往醫療機構就診，聽從醫師指示。

如果不在 2 星期內進行妥善的治療，聽力會難以恢復。

目前還無法確定發病的原因；最後一點，則是**如果不在2星期內加以治療，想恢復原有的聽力會相當困難。**如果發病，請盡快前往醫療機構就診。

雖然還沒有完全了解發病的原因，但只要知道發生問題的地方，就可以推測出發病的背景因素。除了藥物中毒、內耳出血、內耳動脈血栓或栓塞、聽覺神經瘤之外，還有可能是內耳梅毒等各種原因。內耳的內耳動脈是基底動脈的分枝，這個部分一旦堵住，內耳就會發生問題。**耳蝸、耳石器官及三半規管都會因為血液障礙而引發缺氧。**

突發性聽力障礙有方法可以治療，即使症狀輕微，也不要認為「先觀察情況看看」，請立刻前往醫療機構。

關於治療方式

進行藥物治療（口服或點滴）及鼓室內注射。以類固醇藥物抑制內耳發炎。即使是聽力難以恢復的狀態，有時也能發揮效果。

鼓室內注射

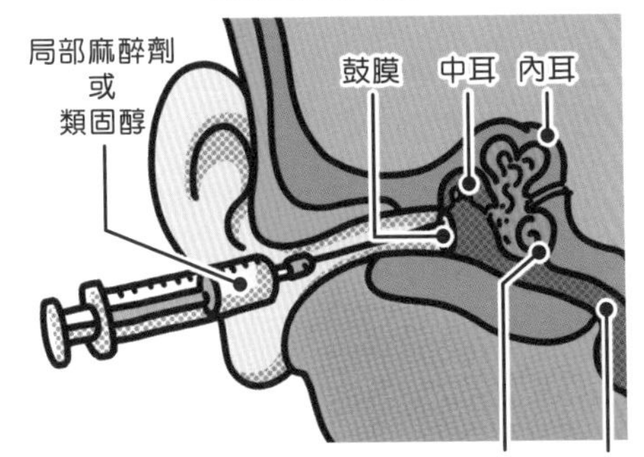

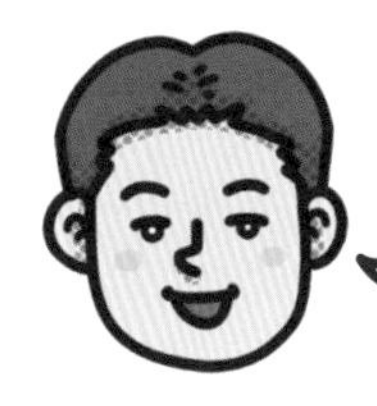

也有訓練絨毛細胞的治療法。
絕對不要放棄改善聽力這件事！

鼓室內注射的治療方式非常有效 也出現新的治療法

發病之後，如果不在2星期內進行妥善的治療，聽力就難以恢復的原因，是因為重聽惡化之後，治療有可能會無法產生效果。主要的治療方式為**藥物治療及鼓室內注射**（80頁）。類固醇藥物有很強的消炎效果，對於發生在內耳的炎症也很有效。**鼓室內注射可以直接作用在內耳，即使是聽力難以恢復的狀態，有時也能發揮效果**。因為大多不適用健康保險，請與醫療機構確認。此外，用於口服或點滴治療的類固醇藥物，對於患有糖尿病或重度胃潰瘍、結核病的人來說，可能會因藥物的副作用讓這些疾病惡化而無法使用，但鼓室內注射就不會有這層顧慮。然

有時會伴隨出現眩暈

具有維持平衡功能的內耳一旦受到損傷，
有時也會伴隨出現眩暈的症狀。
出現強烈眩暈時，最重要的是靜養。

POINT ❶ **症狀以「耳鳴→重聽→眩暈」的順序出現**

POINT ❷ **眩暈的類型會從浮動性轉變爲迴轉性**

POINT ❸ **血流一旦恢復，眩暈就會從迴轉性轉變爲浮動性**

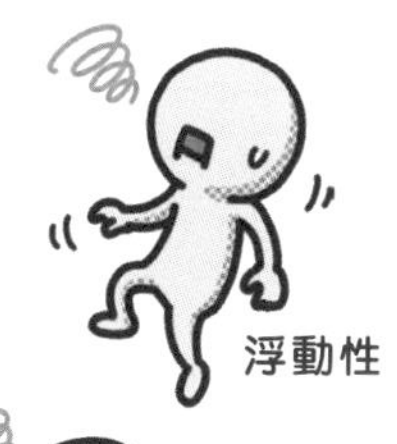

迴轉性

而，即使在發病後盡快進行治療，若患者有重度重聽或為高齡者、伴隨眩暈等情況，病情有時也會難以改善。

眩暈的症狀有其特徵。**如果讓內耳動脈堵塞的原因出在前下小腦動脈時，就會一起出現眩暈**。症狀以「耳鳴→重聽→眩暈」的順序出現，有時也會從感覺輕飄飄的浮動性眩暈轉變為感覺天旋地轉的迴轉性眩暈。一旦血流恢復，症狀出現的順序就會反過來。

不管是什麼狀況，都不要放棄，只要堅持下去，之後一定能夠看到成效。

重聽的疾病 ④

感音性聽力障礙的疾病～年輕女性患者急速增加的

急性低頻感音性聽力障礙

慢性疲勞或壓力會導致發病
重點在於防止復發與慢性化

肩頸好僵硬……
睡不著……
頭好痛……
聲音一直大聲地響個不停，好難受

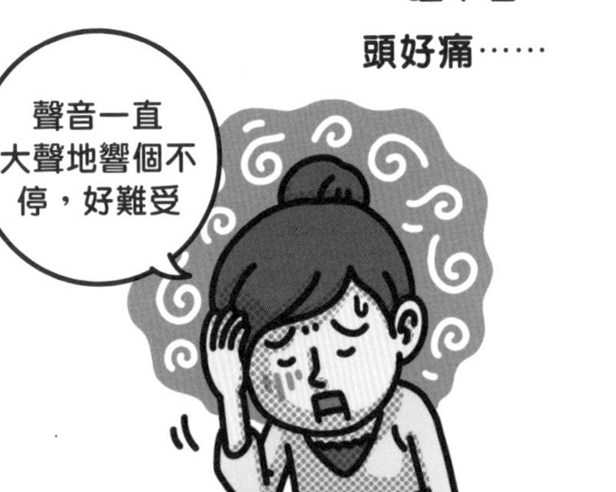

出現其中一邊的耳朵突然感覺堵住或耳鳴、聽見有聲音在響、感覺身體輕飄飄的浮動性眩暈（大多很輕微）等症狀的疾病，有時也簡稱為「ALHL」。有**「除了重聽之外的症狀較為強烈」**的傾向。重聽的症狀為不易聽見頻率較低的聲音。在年輕世代的女性中，特別**好發於疲憊或有壓力，以及有睡眠不足、肩頸僵硬、慢性頭痛這些問題的人身上**。

急性低頻感音性聽力障礙的特徵

發病時機	容易在因為氣壓變化或鋒面接近而使天氣不穩定的時候發病。時間帶為容易水腫的中午至傍晚。
症狀	聽不清楚頻率較低的聲音、覺得其中一邊的耳朵被堵住、耳鳴、聽見有聲音在響。有時也會出現感覺身體輕飄飄的浮動性眩暈等合併症。
容易發病的身體狀態	有慢性疲勞或壓力、睡眠不足、肩頸僵硬、頭痛等問題，處於自律神經失調的狀態。也與體質有關。
發病後的應對方式	如果只是輕度，有可能會自然痊癒，但如果症狀持續，或身體狀況沒有改善的話，請前往醫療機購就診。努力改善生活習慣。

判斷是急性低頻感音性聽力障礙或梅尼爾氏症也很重要。

病因是由於內耳的淋巴液突然過剩累積，造成耳蝸水腫。雖然發病的機轉與梅尼爾氏症一樣，但重聽的症狀及眩暈的類型（梅尼爾氏症為強烈的迴轉性眩暈）等並不相同。然而，如果急性低頻感音性聽力障礙反覆發作，有時也會演變為梅尼爾氏症。如果只是輕度，有不少患者都可以自然痊癒，但為了防止復發或演變為其他疾病，**如果症狀一直沒有消失，請不要置之不理，必須前往醫療機構就診，接受治療。**

低頻型聽力障礙有「因為生活習慣或疾病、體質造成自律神經失調、血流惡化」而導致發病的傾向，為了預防慢性化或發病，要多注意自我照顧。

重聽的疾病 ⑤

感音性聽力障礙的疾病～多在年輕族群中發病的文明病

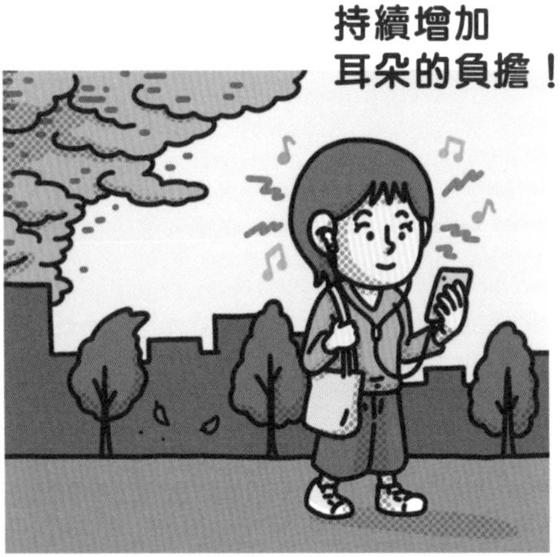

急性外傷性聽力障礙（音響外傷）

一旦慢性曝露於噪音之下
內耳會持續承受聲音的壓力

持續增加
耳朵的負擔！

急性音響外傷

參加大音量的音樂活動，或聽到爆炸聲等，因為巨大的聲響而突然發病。

噪音性聽力障礙

因為施工現場的噪音或長時間使用耳機聽音樂而發病。

有時會因為在夜店或演唱會等場所曝露於大音量之下而突然發病。這是**因為絨毛細胞激烈搖動，有些細胞倒下或是纏繞在一起而引發異常的緣故**。爆炸聲或運動會時鳴槍起跑用的信號槍槍聲，有時候也會引發此問題，這些都稱為**急性音響外傷**。

另一方面，關於發生在年輕人身上的音響外傷，令人擔心的是**噪音性聽力障礙**。背景因素為**長時間使用入耳式耳機或耳罩式耳機聆聽音**

音響性聽覺器官障礙的特徵

發病時機	急性音響外傷會因為處於大音量或有爆炸聲的現場而發病，噪音性聽力障礙則是因為耳朵長期承受長時間的聲音壓力而發病。
症狀	出現強烈的耳鳴、耳朵痛、覺得耳朵被堵住、對聲音過敏等症狀後，開始聽不清楚頻率較高的聲音。
容易發病的身體狀態	即使是處於健康狀態的人也會發病。
發病後的應對方式	如果有以上症狀，請立刻前往醫療機構就診。在治療的同時去除造成發病的背景因素，並擬定預防策略。

➡ **是難以治療的疾病之一。**

樂。由於聲音是藉由振動空氣來傳遞，所以會產生壓力（音壓）。在**塞住耳朵的狀態下，壓力會直接傳至耳朵內部，對聽覺器官造成損傷**。特別是內耳，具有容易受損的特性。一旦長時間處於這種狀態，傷害會逐漸累積，最後發展為重度重聽。出現耳鳴後，接著就會**開始聽不清楚頻率較高的聲音**。

與前述狀況相同，長時間將手機貼著耳朵講電話，或是長時間地待在電子遊樂場等會產生巨大聲響的空間中，也會引發急性外傷性聽力障礙。亦有不少人是因為從事必須曝露在巨大的施工聲響中的職業而發病。

此外，急性音響外傷與噪音性聽力障礙皆屬於音響性聽覺器官障礙。

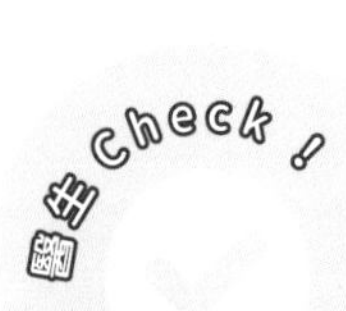

關於治療

如果是急性音響外傷

治療方式與突發性聽力障礙相同，進行藥物治療及鼓室內注射。若程度輕微，有時也會自然痊癒。

如果是噪音性聽力障礙

在發病早期，因為內耳受損的程度大多也很輕微，所以會進行藥物治療及鼓室內注射。若是長時間累積過多傷害的狀況，就幾乎無法治療。

應對噪音性聽力障礙的方式為預防避免累積傷害

要想預防老年性聽力障礙，維持不讓活性氧增加的生活方式是很重要的，這是因為受損的速度雖然緩慢，但傷害卻會確實累積的緣故。同樣的，**為了不要罹患噪音性聽力障礙，唯一的方法只有不讓耳朵直接承受壓力一途**。如果是急性音響外傷，還可以藉由藥物治療及鼓室內注射恢復聽力，但如果是因長期累積所造成的**噪音性聽力障礙**，**就幾乎無法治療**。

不論是因為使用耳機聽音樂所造成的傷害，或是因為工作上的施工噪音所造成的傷害，都會讓聽力下降，症狀緩慢發展，最後演變為重聽。請各位要了解「受損的內耳很難恢復原狀」這一點。當然，也可以考慮進行像老年性

「預防第一」的音響性聽覺器官障礙

預防 1

不要在塞住耳朵的狀態下長時間聆聽音樂

如果有重聽，會希望患者不要長時間地使用入耳式耳機或耳罩式耳機，若要使用，必須降低音量並限制使用時間。

預防 2

在會出現巨大聲響的場所使用耳塞

在施工現場或電子遊樂場等持續產生巨大噪音的場所，使用耳塞等防音防護具來保護耳朵。

預防 3

擬定讓耳朵休息的策略

如同要讓疲勞的眼睛休息一樣，耳朵也需要有休息的時間。在聽覺訓練中，也建議聆聽具有療癒效果的音樂。

症狀會緩慢發展，在重症化之前採取對策！

聽力障礙所做的聽覺訓練那樣的訓練，以此提高分辨聲音的能力，但希望患者做的，**是避免讓現狀更加惡化，還有思考預防對策**這兩點。

對於大音量的應對方式，例如參與音樂活動時，請避免站在喇叭旁邊；在必須長時間曝露在大音量下的場合，要保留讓耳朵休息的時間。此外，從事需要施工或與音樂有關的行業的人，**請使用耳塞等防音防護具來保護耳朵**。長時間聆聽音樂時，希望各位可以不要使用入耳式耳機或耳罩式耳機。即使沒有重聽的症狀，還是**將音量調低，減少施加在耳朵上的壓力**吧。

重聽的疾病 ⑥

梅尼爾氏症

感音性聽力障礙的疾病～暈眩、耳鳴與重聽成組出現的

每次發作時，內耳就會發生問題，
聽覺功能逐漸喪失，
還會有後遺症！

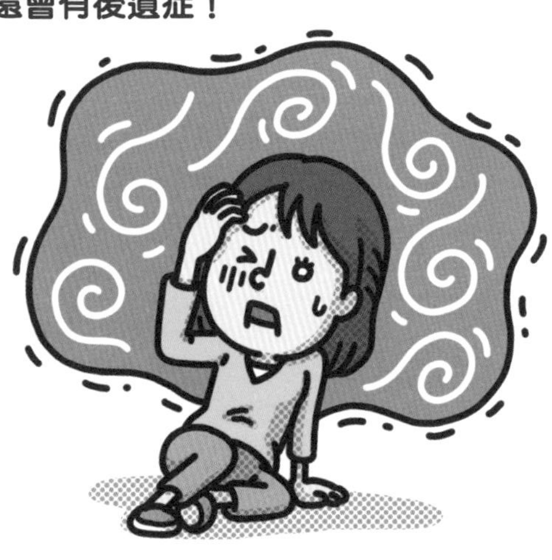

內外因素交互影響讓內耳產生水腫

急性低頻感音性聽力障礙（106頁）是因為內耳的淋巴液突然過剩累積，造成耳蝸腫脹而讓內耳發生問題，梅尼爾氏症則是因為**耳蝸受到內耳的內淋巴囊水腫的影響，引發耳鳴或重聽，大多只會在其中一邊的耳朵發作**。

容易發病的時期為初春或初秋等季節轉換的時候，特別是在因為低氣壓或鋒面接近而造成氣候不穩定的早晨。女性還有較

梅尼爾氏症的特徵

發病時機	突然發病。容易在因為氣壓或鋒面接近，造成氣候不穩定的早晨時發病。
症狀	其中一邊耳朵出現耳鳴或重聽。以及持續數小時的迴轉性眩暈、感覺想吐或嘔吐、冒冷汗、臉色蒼白等症狀。
容易發病的身體狀態	有過敏或低血壓的體質。經常承受壓力。與血液循環不良、自律神經失調、動脈硬化等也有關係。
發病後的應對方式	在眩暈消失前一定要靜養。在內耳的問題因為再度發作而變得更嚴重之前，前往醫療機構就診，進行妥善的治療。

沒有耳鳴或重聽的梅尼爾氏症稱為「前庭型梅尼爾氏症」。

容易在生理期前後發病的傾向。此外，在進行問診時，大多數患者的**內部主因是過敏或低血壓的體質、壓力**。內部與外部的背景因素交互影響，造成自律神經或內分泌失調，波及內耳。除了因血液循環不良所引發的問題，臟器的疾病、慢性中耳炎、呼吸道或牙齒的疾病之外，藥物副作用等也是需要納入考量的背景因素之一。在這種狀況下，只要受到某些刺激，內耳就會水腫。

重聽有時會伴隨著眩暈，**梅尼爾氏症的特徵為激烈的迴轉性眩暈**。即使好轉，**也常會再度發作，每一次發作，內耳都會受到損傷**。

即使症狀緩和，但內耳的問題並沒有消失

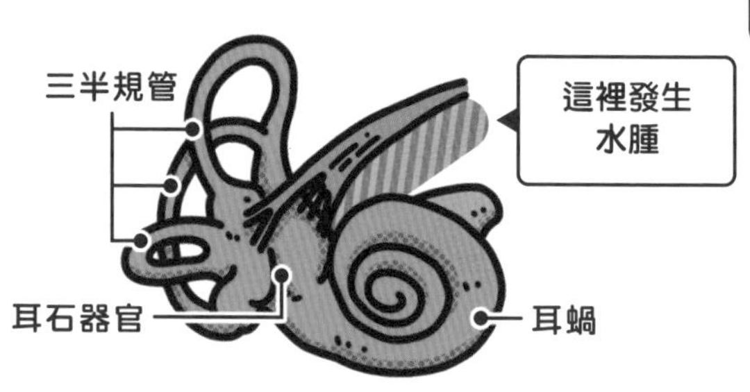

內耳的內淋巴囊一旦水腫，不只耳蝸，耳石器官與三半規管也會受到影響，讓維持身體平衡的功能發生問題。

眩暈

經過幾小時後就會消失，雖然症狀消失後會感覺神清氣爽，但時常會再度發作。

平衡感

每次發作時，耳石器官與三半規管就會發生問題，有時會出現維持身體平衡的功能降低的後遺症。

聽覺

因為耳蝸在每次發作時都會發生問題，有時會出現聽覺功能減退的後遺症。

每一次發作都會使聽覺、平衡感與內耳衰退

因為梅尼爾氏症而發作的迴轉性眩暈，幾乎都會強烈到讓人無法站立。只要過了幾小時後就會好轉，重新感覺神清氣爽也是這個疾病的特徵。然而，大部分的患者都會再次發作。再次發作的間隔從幾天、幾星期到幾個月、幾年不等，因人而異。

由於大腦會在反覆發作的過程中試圖補足內耳的功能，症狀會因此減輕，但這也是延誤治療的主因。實際上，**即使症狀緩解，內耳的病變也並沒有完全消失，不如說有時還會持續發展**，這就是讓內耳負責的**維持人體平衡與聽覺的功能下降**的原因。聽力減退會導致大腦異常亢奮，讓事態更形惡化。因為也有可能會轉變

梅尼爾氏症的治療流程

① 處理壓力或不安的情緒

以諮商或藥物治療（雞尾酒療法）來舒緩壓力，消除不安的情緒。

② 進行鼓室內注射

在門診將類固醇藥劑等藥物注入內耳。如果沒有效果，就必須住院接受治療以減輕眩暈、耳鳴和重聽的症狀。

③ 動手術（最後的手段）

削去耳朵後方的骨骼，讓淋巴液無法聚積在內淋巴囊裡以防止發作。

➡ 阻止耳鳴或重聽慢性化。

為其他疾病，所以必須盡早治療。

治療以藥物治療和正壓脈衝、鼓室內注射為主，只有極少數的病歷必須動手術。此外，因為會反覆發作，「不知道下次什麼時候會發作」這種不安的情緒會增強，有時也會導致精神方面的疾患。

耳鳴或重聽一旦慢性化，影響就會波及大腦。在進行妥善治療的同時，**去除會讓梅尼爾氏症發作的背景因素也是很重要的**。

重聽的疾病⑦

感音性聽力障礙的疾病～有可能會引發語言障礙的先天性聽力障礙

進行合適的檢查與治療，讓孩子擁有光明的未來！

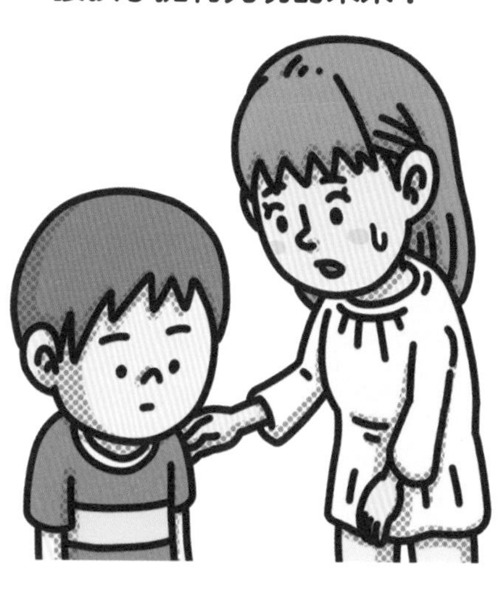

新生兒一定要做聽力檢查 讓孩童的聽覺和語言能力正常發展

因為有了新生兒聽力篩檢，現在可以及早發現是否有重聽的症狀。在50頁解說過的ABR（聽性腦幹反應檢查）為自動化的自動ABR。在導入這個檢查方式之前，有很多病例都是在感覺孩童語言發展異常時，才發現原來有先天性聽力障礙。雖然生養小孩的環境因為健康檢查制度而逐漸完善，但仍然無法100％安心。有時也會有**「檢查結果明明為陰性，之後卻發現有重聽」**這樣的事發生。

為了能早期發現新生兒的重聽

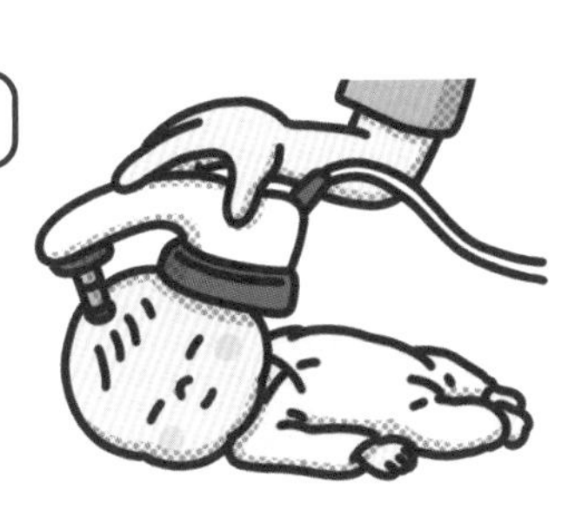

自動 ABR（聽性腦幹反應檢查）

在監視器上確認受測者於睡眠狀態中對聲音的反應，可以找出是何處發生問題而引發重聽。用於新生兒聽力篩檢，幾乎所有的新生兒都會在婦產科接受這個檢查。

早期治療與手術

最好在出生後 6 個月內進行治療。依照症狀程度與原因，配戴助聽器或進行植入人工電子耳（126 頁）的手術。

進行治療也能幫助孩子的語言發展。

例如，**依照檢查的類型，無法發現「因為在內耳後方的神經上發生問題」而引發的重聽（耳蝸後病變）或先天性巨細胞病毒感染這種疾病。**除了聽力障礙，先天性巨細胞病毒感染還會有視覺障礙及發展障礙、癲癇等症狀。因為病毒是在母體懷孕時感染的，所以沒有疫苗，目前也沒有確立的治療方式。必須建立讓新生兒能接受這個感染症檢查的體制。

如果能在早期就發現先天性聽力障礙的話，依現今醫學進步的程度，有辦法加以彌補。除了配戴助聽器、植入人工電子耳之外，若儘早開始進行手語等早療，可以讓孩童也擁有語言能力。最重要的是，**請務必接受新生兒聽力篩檢。**

重聽的疾病⑧

外耳、內耳、中耳、大腦、精神有各種疾病會引發重聽

任誰身上都有危險因素 有各種疾病會引發重聽

雖然耳朵的功能會隨著年齡增長而衰退，**但也有人不會出現耳鳴或重聽**。另一方面，即使是小孩，也有可能會罹患耳朵方面疾病。雖然注意生活習慣與進行聽覺訓練可以預防疾病或功能減退，但**所有人身上都帶有危險因素也是事實**。也許各位已經聽膩了，不過我還是要再提醒一次，早期發現與進行妥善的治療是很重要的。為此，接著就來認識一下與「聽覺」有關的各種疾病吧。

醫生Check！

知道重聽的原因後需要注意的事項

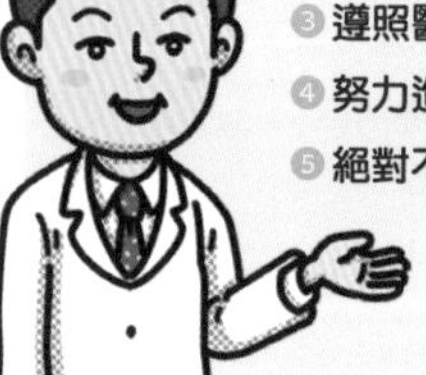

1. 在提供改善方針的醫療機構進行治療。
2. 開始改善生活習慣。
3. 遵照醫師指示服藥。
4. 努力進行聽覺訓練。
5. 絕對不要放棄改善聽力這件事。

重聽的疾病種類

除了在本書解說過的疾病外，
以下列舉相對來說較易引發重聽的疾病。

耳咽管開放症
耳咽管狹窄症

前者為耳咽管一直處於無法關上的狀態，後者則是耳咽管變窄的狀態，兩者皆會感覺耳朵堵塞、自己的聲音聽起來比以往大聲，以及出現耳鳴的症狀，有各種背景因素。

外淋巴瘻管

因為擤鼻涕或搭乘飛機等行為，造成內耳壓力急遽變化而引發的疾病。外淋巴液從內耳流至中耳，內耳出現破口，會使聽覺與平衡感發生問題。

耳硬化症

聽小骨最深處的鐙骨周圍硬化，可動性下降，會引發耳鳴或重聽。目前仍不清楚發病原因，有時會伴隨眩暈。

聽覺處理障礙
（APD）

明明有聽見，但卻無法分辨內容的狀態。有「在噪音中特別無法分辨」的傾向。在聽覺檢查中會被判定為「無異常」，目前尚未確定原因。

聽覺神經瘤

長在聽覺神經上的腫瘤雖為良性，但會壓迫到耳蝸等各種神經，引發耳鳴或重聽、眩暈。想要早期發現，只有接受檢查一途。

鏈黴素聽力障礙

用於治療結核病等疾病的鏈黴素，有時會傷害內耳，造成重聽。也會伴隨眩暈。如果服用此藥物，必須接受聽覺檢查。

流行性腮腺炎
聽力障礙

因為感染流行性腮腺炎病毒（造成俗稱「豬頭皮」的腮腺炎的病毒），其中一邊的耳朵會突然發病。好發於 15 歲以下的患者，必須接種疫苗。

耳蝸後病變

聽覺神經變性或腦部障礙等，因為內耳及內耳之後部分的神經異常所引起的聽力障礙總稱。神經或腦部的障礙也會影響自律神經，有時會伴隨出現精神疾患。

聽覺的未來 ①

對大腦的刺激會減少 重聽是認知功能的危險因素

大腦會變得無法發揮原本的功能 治療重聽也能預防失智症

與聽力正常的人相比，
患有中度以上重聽的高齡者，
失智症盛行率

約高出 61%

出處：約翰霍普金斯大學・彭博公共衛生研究所之研究

與外國人相比，
一般認為日本人
「對話次數較少」。

前面已經向各位說明過，老年性聽力障礙與認知功能降低有關。不單只有因為年齡增長所引起的聽力障礙會如此，可以說「由其他原因所引發的所有聽力障礙」也都會導致這個結果。實際上，也有研究報告指出，比起聽力正常的人，患有重聽的人失智症盛行率較高。**耳朵與大腦在睡眠期間仍會持續工作**，我們會被聲音吵醒，就是因為這個緣故。耳朵會持續傳遞大量的資訊給大腦，**不單只**

重聽會導致大腦功能降低

主因 1

來自耳朵的資訊量減少

不只聲音，語言所表達的意思或感情等資訊也會減少，使腦部活動力下降。記憶力或專注力、判斷力和注意力降低，會提高罹患失智症的風險。

主因 2

難以和他人對話，大腦所受的刺激驟減

會以重聽為由來避免需要與他人溝通的機會。外出的機會減少，會使身體衰弱，助長認知功能退化的速度。

主因 3

聽不見高頻音使得大腦停滯

腦部具有「會因為高頻音而活性化」的性質，聽了頻率較高的音樂，情緒也會跟著振奮就是因為如此。相反的，大腦一旦停滯，就會導致自律神經失調，陷入惡性循環。

➡ 對精神方面也會造成意志消沉等負面影響。

有聲音，還有語言的意思、感情等各種資訊，大腦會因為這些刺激而活性化。

然而，只要罹患重聽，這些資訊量就會減少。此外，耳朵一旦出問題，與他人互動或外出的機會也會跟著減少，對於資訊量減少這件事更是雪上加霜。更糟糕的是，**老年性聽力障礙會聽不清楚高頻音，讓大腦停滯，**情緒也會跟著低落，使認知功能逐漸下降。

從預防失智症的觀點來說，治療重聽也是很重要的。此外，**藉由配戴助聽器持續給予大腦刺激也是有意義的。**失智症會因為疾病等多種因素相互影響而發病，如果能夠配戴助聽器來增加日常生活中的活動量，就能夠預防認知功能下降。

聽覺的未來 ②

助聽器療法與配戴助聽器的生活

具有同時預防大腦功能降低及抑制異常亢奮的效果

如果視力減退，一般來說就會配戴眼鏡吧？

當聽力減退時，助聽器就可以在聽覺方面幫上忙。跟海外相比，日本對於助聽器的理解程度較低。**藉由助聽器來增加傳遞給腦部的資訊量，也有預防認知功能降低的效果**。除此之外，助聽器亦可抑制大腦的異常亢奮。比方說，當大腦感覺聽不清楚高頻音的時候，就會為了聽清楚而過度運作，這種異常亢奮會引發障礙，進而誘發其他問題。**如果針對重聽進行的治療**

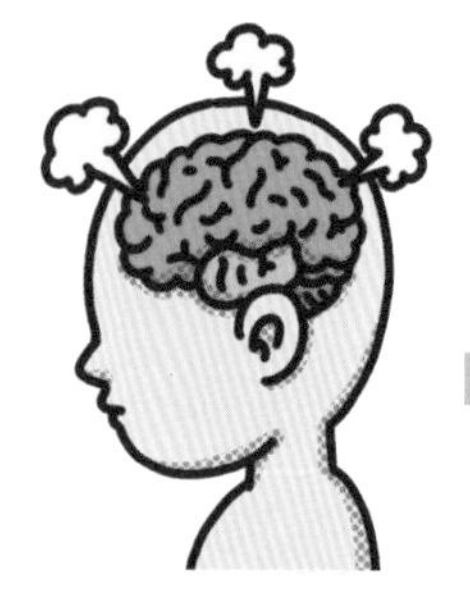

過度在意高頻音，讓大腦過度工作，發生問題！

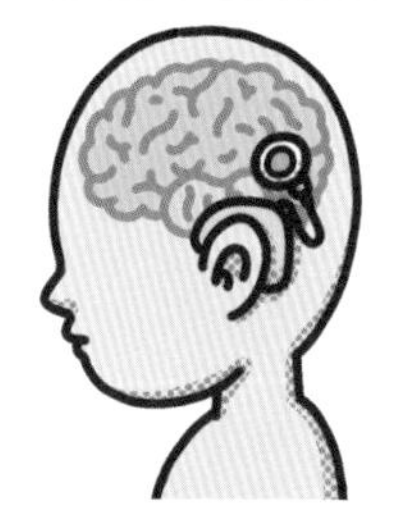

助聽器將高頻音傳遞至腦部，抑制大腦的過度亢奮！

助聽器分為 2 種類型

氣導式助聽器

振動空氣讓聲音進入耳朵。以能夠自動調整音量及音質、回授音，還有抑制噪音等功能的數位式為主流，有各種不同的形狀。

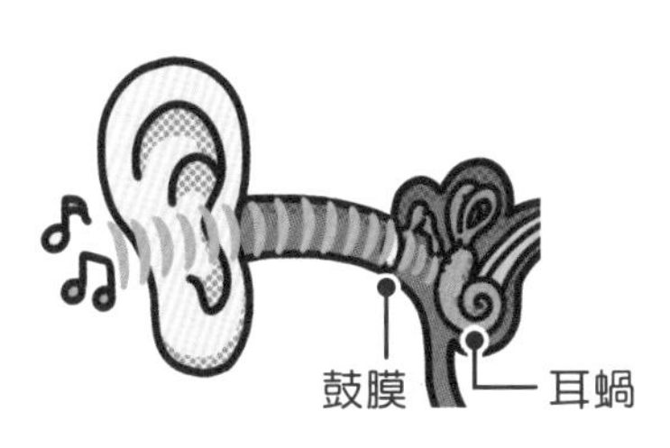

骨導式助聽器

聲音的訊號不通過外耳及中耳，而是經由頭蓋骨傳遞至內耳。以類似眼鏡鏡腳、能掛在耳朵上的形狀為主流，僅適用於傳導性聽力障礙。

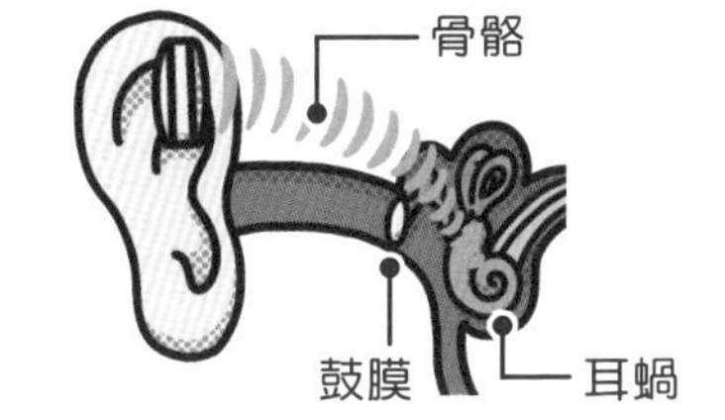

效果不彰，配戴助聽器可以避免大腦亢奮。

此外，也有讓大腦適應耳鳴或重聽，轉移對聲音的注意力的「TRT療法（84頁）」。TRT**療法與「助聽器療法」作為重聽患者的音響療法而日漸受到重視。**藉由助聽器讓內耳感知到高頻音，將正確的資訊傳遞給大腦，耳鳴就能因此得到改善。

助聽器有許多種類，除了**振動空氣讓聲音進入耳朵的「氣導式助聽器」**之外，若是傳導性聽力障礙，可以改用不經由鼓膜，而是**透過骨骼來傳遞聲音的「骨導式助聽器」**。

助聽器的種類

類比式 以內建的麥克風收音後，對聲音進行調整、增幅，再以喇叭輸出。雖然難以調整音質等選項，但對重聽程度輕微的患者來說，已經很能發揮效用。

數位式 因為是將麥克風所收到的聲音轉換為數位信號，所以能夠調整音量及音質、回授音，以及抑制噪音等，較易進行細微的調整。

口袋型	耳掛型	耳內型
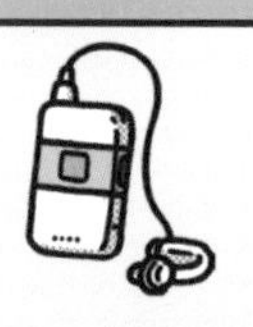	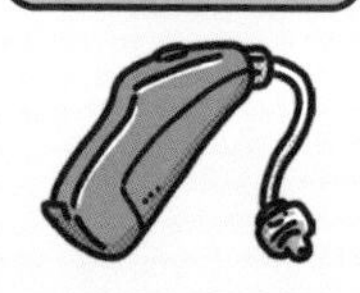	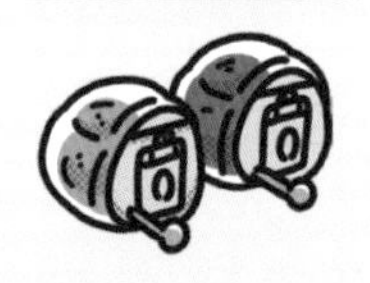
使用耳機線連接耳機與主機，在主機上調整聲音。缺點為麥克風會收到衣服摩擦等噪音。與其他種類的助聽器相比，價格較低。	將主機掛在耳朵後方的類型。雖然體積比口袋型小，不容易收到噪音，但容易因為汗水而故障，也有不方便和眼鏡一起使用的缺點。	將耳機與主機一體化後放入耳朵內使用的類型。雖然最不顯眼，但會受到汗水或耳漏影響，此外，因為體積小，所以有不易操作的問題。

取代精密而纖細的耳朵的機器 必須進行微妙的調整

助聽器為醫療器材，性能隨著醫療發展而提高，現在也能夠依照重聽的程度選擇適合的款式。助聽器分為類比式與數位式兩種，雖然類比式的價格較低，**但能夠進行細微調整的數位式才是主流。外型可大致分為主機為箱形的口袋型、耳掛型及耳內型3種，各有優缺點**。音質會因廠牌而有所不同，這一點就跟欣賞音樂時，耳機或喇叭的性能各有優劣是一樣的。價格也是令人在意的重點，說實話，價差很大，有些自治體會有購買助聽器的補助金（129頁），建議可以在購買前事先確認。

助聽器合適與不合適的差別

O 合適的案例

1. 由專家進行檢查。
2. 從多個品牌中選擇要使用的助聽器。
3. 在一定的期間內可以借來試用，確認效果。
4. 購買前會進行多次試用與調整。

O 不合適的案例

1. 只聽得到噪音。
2. 操作方式很難，不會操作。
3. 出現頭痛等讓身體感覺不適的症狀。
4. 聽見自己的聲音。

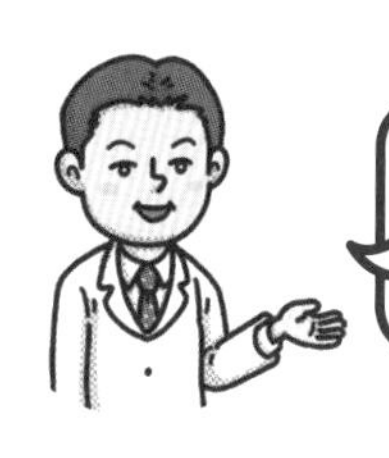

有些商家只是以售出商品為目的，所以請特別注意。最好諮詢醫療機構裡專長有「助聽器選配諮詢」的醫師。

關於購買助聽器，有些事情希望各位注意。**在購買前，請先前往耳鼻喉科等醫療機構諮詢醫師的意見**。容我再重複一次，助聽器是醫療器材，**依據使用者重聽的程度與助聽器的類型等因素，必須進行微妙的調整**。有些醫療機構會提供助聽器的試用期，可以在這段期間找出適合自己的助聽器。如果要在醫療機構之外的地方購買，請在有**聽力師或選配師**的店家購買，因為使用不適合的助聽器，有時反而會讓聽力減退。

在醫療業界中，重聽者使用不合適的助聽器也造成了問題，**因為這是代替精密而纖細的耳朵的機器**，所以請各位要記得**借助專家的知識**。

聽覺的未來③

維持聽覺的其中一種選擇 人工電子耳手術與術後生活

可獲得聽覺的最先進療法
來了解適用標準及所需費用吧

由於助聽器只是將聲音增幅後傳遞至耳朵的裝置，所以並不能取代有缺陷的內耳。因此，無法保證能夠恢復聽力。在這樣的情況下，世界各國致力於人工電子耳的開發，在日本，人工電子耳的有效性也已經得到認可。**人工電子耳可將聲音的振動轉換為電生理訊號傳達至聽覺神經，以此彌補內耳功能的不足。**

原則上，在日本的適用標準有1歲以上（體重8kg以上）、雙耳重度感音性聽力障礙等條件。也適

人工電子耳的構造

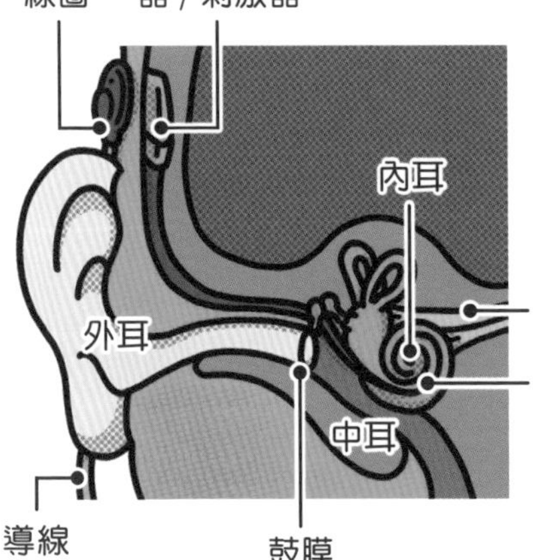

關於手術、所需費用與術後

適用標準	針對年齡、體重與重聽程度等條件，有詳細的標準。
手術費與適用保險	雖適用健康保險，但住院費及手術費的金額仍然很高，因為本手術為高額療養費與醫療費補助制度的適用對象，所以幾乎不需支出部分負擔。
手術後	手術剛完成後需進行頻繁的聽力電流調整，穩定後每年也需要進行數次調整。同時也要進行復健。
使用年限	依廠牌而有所不同，但只要植入裝置沒有發生故障就能持續使用，外部裝置也需要充電。

事先於醫療機構接受說明，充分理解人工電子耳！

用於有先天性聽力障礙的孩童。

請看右頁的插圖，以手術的方式在耳朵周圍至內耳周圍植入刺激內耳的裝置，其原理是藉由刺激器將外部裝置的麥克風所接收的聲音轉換為數位信號，再將信號傳遞至耳蝸的電極。在手術完成後，經由花時間仔細進行聽力電流調整（mapping：將電流調整為適合使用者的程度）及復健，就能找回「聽力」。然而，這並不是治好重聽，若是先天性聽損兒，也會進行語言發展方面的聽能復健。

人工電子耳的手術適用健康保險，也是高額療養費制度與醫療費補助制度的適用對象。此外，因為人工電子耳也有使用年限的問題，請前往醫療機構得到更進一步的說明。

聽覺的未來 ④

聽覺障礙的診斷與治療費補助制度之活用

充分活用社會制度
不放棄改善重聽這件事

日本訂有身體障礙者福祉法這一法律，設有各種制度，在日常生活及社會生活中，從各方面協助障礙者。以上方的身體障礙者障礙程度分級表區分等級，**最重度的聽覺障礙為2級**，**只要在6級以上，即可領取身體障礙者手冊**。有支援障礙者的補助制度，其內容會因等級而有所不同。**關於購買助聽器的補助等，各自治體※也有自己的制度**，有些也適用於無法領取身體障礙者手冊的輕、中度聽力障礙者。關於

身體障礙者障礙程度分級表

等級	內容
2 級	雙耳聽力閾值皆在 100 分貝以上者（雙耳全聾）
3 級	雙耳聽力閾值在 90 分貝以上者（不緊貼耳廓就無法理解大聲說話之內容者）
4 級	1 雙耳聽力閾值在 80 分貝以上者（不緊貼耳廓就無法理解說話內容者）
	2 雙耳聆聽普通音量之說話聲時，語言辨識度在 50%以下者
6 級	1 雙耳聽力閾值在 70 分貝以上者（無法理解 40 公分以上的距離外之對話內容者）
	2 一側耳朵之聽力閾值在 90 分貝以上，另一側耳朵之聽力閾值在 50 分貝以上者

出處：身體障礙者福祉法施行規則別表第 5 號

有些自治體會提供助聽器購買補助

以某自治體為例

補助對象

①居住在區內，60 歲以上者
②於區指定之醫療機構（有專長為助聽器選配諮詢的醫師任職於此），由醫師診斷為需要配戴助聽器
③未因聽覺障礙領取身體障礙者手冊者
以上條件全都符合者

補助器材

屬於管理醫療器材的助聽器本體（單邊耳朵 1 台）及配件
※ 配件僅限於電池（最小單位）、充電器及耳模。

補助金

購買助聽器的費用（上限為 137,000 日圓）
但繳納住民稅者為購買費用的 1/2（上限為 68,500 日圓）

向登錄為居民的自治體確認！

各自治體的補助內容並不相同，有時也會有所變動。此外，也跟自治體的社福相關窗口確認高額療養費與醫療費補助制度等事項吧。

補助內容及申請方式等細節，請向各自治體確認。

除了國家與自治體的努力，醫療業界也為了能讓聽覺障礙者在日常生活中不會產生不便，以及促進障礙者回歸社會而致力於這方面的醫療研究。**特別是針對老年性聽力障礙等患者，旨在改善聽覺與認知功能下降問題的「聽覺復健」**（100頁），**效果備受期待**。不只能改善認知功能，影響大腦功能可以讓「聽力」變好，進而能夠進行順暢的言語溝通。**重要的是「不論是醫療從業人員還是患者，都不要放棄改善重聽」這件事**。因此，請充分活用社會福利制度。

※ 自治體：日本對地方政府（地方自治體）的通稱，包括「都道府縣」及「市區町村」。台灣的聽力障礙補助事宜，可洽詢各縣市政府社會局（處）身心障礙服務或福利科。

QR Code

用指甲刮窗戶玻璃的尖銳聲響！
讓人覺得難受的聲音與耳朵的關係

我想世界上應該存在著許多讓人覺得「我不想聽！」的聲音。像是用指甲刮過玻璃或黑板的聲音、用叉子摩擦盤子的聲音，應該有很多人都會覺得不舒服吧。這是因為這些聲音處於人類比較容易聽見的音域（頻率），我們會敏銳地做出反應的緣故。有研究報告指出，這些聲音與猴子在感受到危險或壓力時所發出的叫聲（警戒聲）很像。「TRT 療法」（84 頁）是藉由配戴在耳朵上的器具播放噪音來訓練使用者轉移對耳鳴的注意力，此時播放的噪音與「讓人不想聽！」的不快音不同。

不過，因為對音樂或他人聲音的喜好不同，對聲音的印象會因人而異。日本人可以從蟲鳴聲中感覺到秋天的腳步，別有一番風情，但對大多數的外國人來說，蟲鳴只是單純的噪音。這個差異與大腦有關。聲音從雙耳的內耳，經由聽覺神經將電生理訊號傳遞至腦幹，再從腦幹傳遞至大腦的聽覺皮質與邊緣系統的杏仁核和海馬迴，在杏仁核中會將這個聲音評斷為「感覺舒適或不適」，而判斷結果會由海馬迴加以記憶。

日文中「耳障り」（聽起來不舒服）這個字，就是「聽到這個聲音會讓人感覺不舒服、不快」的意思，會產生這樣的感覺，不只與聲音的種類有關，應該也與自身的心情有關吧。

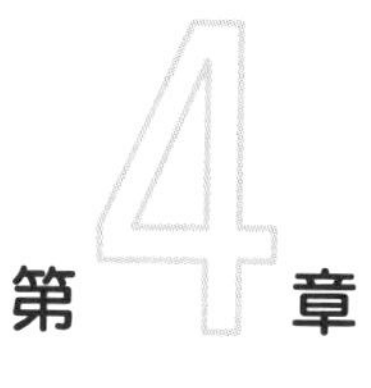

第4章

日常保健與預防對策

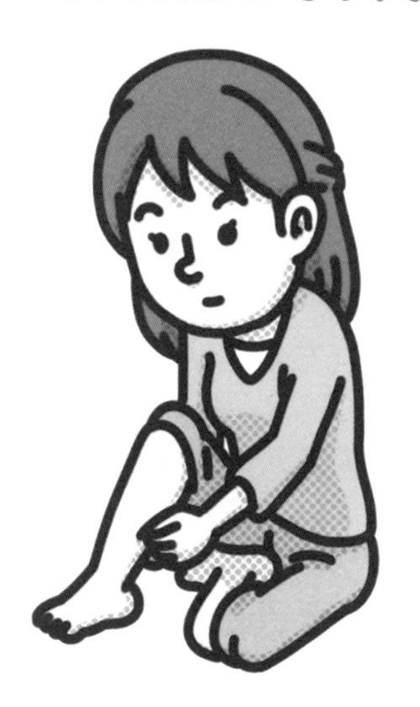

對於治療中的人，還有想抑制病情惡化或發展的人來說，
重要的是不要放棄。
本章將會介紹改善生活習慣、自我節制、
聽覺訓練等自我照顧的方式。

日常保健法 ①

自己的健康自己救 在日常生活中要注意的小事

改善生活習慣與自我節制也是一種治療方式 重點在於抑制活性氧與促進血流

預防耳鳴與重聽的10個重點

1. 絕對不抽菸
2. 避免紫外線
3. 盡量少染髮
4. 盡量少攝取咖啡因
5. 避免暴飲暴食
6. 控制動脈硬化的程度與血壓
7. 避免處於會曝露在噪音中的環境
8. 適度運動
9. 有規律的生活作息
10. 整理服用中的藥物

各位是否認為，治療只是「醫師對於患者所做的行為」呢？其實自我照顧也是治療的一環。要想改善耳鳴或重聽，**第一是改善生活習慣，第二是自我節制**。在上圖提到的10個重點中，雖然有幾點已經解說過了，但因為很重要，所以容我再說明一次。

吸菸會讓**加速老化的活性氧**增加，並讓血管收縮，導致血液循環發生問題；紫外線也是增

代謝症候群也是引發重聽的主因

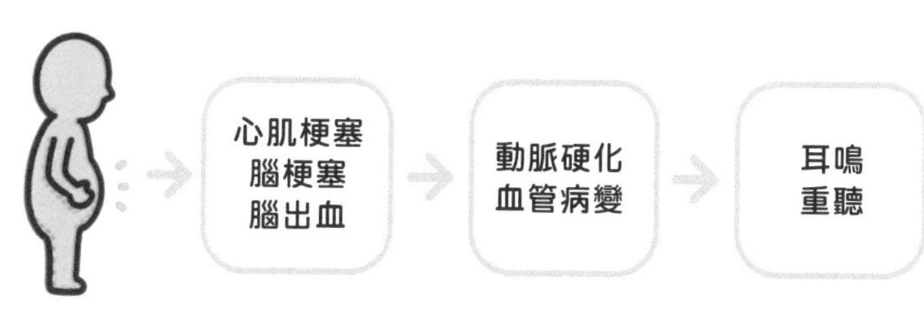

代謝症候群是心肌梗塞或腦梗塞、腦出血等疾病的危險因素。血管病變會阻礙血流，對全身功能造成負面影響。內耳與大腦的血流一旦受阻，就會發生問題，引發耳鳴或重聽。

如同健康管理能預防耳鳴或重聽一般，
預防耳鳴與重聽可以促進全身健康！

加體內活性氧的主因之一，必須要有因應的對策才行。染髮液所含的化學物質會傷害前庭小腦，不只聽覺，也會引發**平衡功能發生異常**。咖啡因具有讓**內耳異常亢奮**的作用；暴飲暴食也會增加體內的活性氧；由於動脈硬化與高血壓會**引發血管病變**，所以也會對內耳造成負面影響。噪音的音壓會讓內耳受損；運動不足也是造成血流障礙的主因之一。**規律的生活作息可以讓自律神經保持平衡**，提升睡眠品質。最後一點，請與醫師討論，重新檢視一下目前正在服用的藥物，有些種類的藥品是造成重聽的主因，或是讓重聽更加惡化。

各位發現了嗎？以上所提到的內容**不僅只限於耳朵，也與全身的健康息息相關**。

日常保健法 ②

飲食是健康管理的核心
攝取抗氧化物質

在注意營養成分的同時
進行不會累積壓力的飲食管理

食物中所含的營養素也能成為良藥。例如在**內服療法及鼓室內注射中，就會使用維生素B_{12}**，因為可以修復受損的神經。此外，維生素B群則有讓血液維持正常的功用。**要想改善血流，青背魚富含的DHA及EPA這兩種油脂也很重要**。

在營養成分中，希望各位特別注意的，是具有抗氧化作用的營養素。維生素C和E、鋅就屬於這類營養素加速老化的主因之一就是活性

希望各位多攝取的營養素與食材

維生素B群
肝臟、豬肉、海鮮、大豆、芝麻、雞蛋、起司

維生素C
青花菜、青椒、小松菜、草莓、橘子、柿子

維生素E
南瓜、蘆筍、菠菜、堅果類

DHA・EPA
沙丁魚、秋刀魚、竹莢魚等青背魚

鋅
海鮮、堅果類、芝麻、牛瘦肉

特別容易缺乏！

可以維持自律神經平衡的飲食

維持良好的腸內環境對耳鳴與重聽來說也很重要！

耳鳴與重聽也和腸道有關。因為腸道中有許多神經細胞，所以被稱為「第 2 個腦」。自律神經的平衡也與體溫有關。人體內有生理時鐘的存在，早上起床後體溫會開始上升，在中午到達最高點，之後隨著時間逐漸下降。三餐內容也要配合這個規律。基於「時間生物學」所發展出的「時間營養學」，也可說是用來調整「腸內時鐘」的一門學問。

起床　喝 1 杯溫度與體溫差不多的開水，重新設定腸內時鐘。

早餐　選擇生薑、肉桂、長蔥、糯米等能夠溫暖身體的食材。

午餐　選擇馬鈴薯、大豆、雞蛋等既非溫熱性也非寒涼性的食材。

點心　富含維生素與礦物質的蜂蜜檸檬水有促進血液循環的效果。

晚餐　選擇茄子、牛蒡、白蘿蔔、豆腐、小麥等能夠讓身體冷卻的食材。

氧，雖然人體內有可以抑制活性氧的酵素，但從25歲左右開始就會逐漸消失。維持「不增加活性氧」的生活習慣，同時攝取具有抗氧化作用的食物來抑制活性氧也是很重要的。

為了抑制耳鳴、重聽的病情發展或事先預防，雖然必須進行飲食管理，但仍要避免因為過於嚴格執行而造成壓力，因為壓力也是引發耳鳴與重聽的背景因素之一。不過，**請盡量要吃早餐**，維持固定的進食規律，能夠促進身體分泌人類在活動時不可或缺的皮質類固醇。並且在用餐時**請記得要細嚼慢嚥**，多多咀嚼可以避免吃太多，還能讓大腦的神經細胞活性化。

日常保健法
③

為了預防血栓產生 要時時補充水分

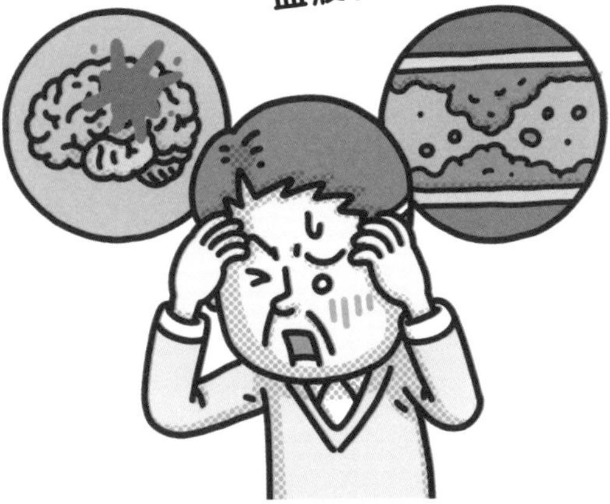

一旦脫水，
血液就會變得濃稠！

起床時、運動或沐浴前後、就寢前請務必記得補充水分！

聲音從耳廓進入後，會經由外耳、中耳、內耳、聽覺神經、大腦這條路徑被感知為聲音。在這個過程中，只要有任何一個地方產生血流障礙，就會引發耳鳴或重聽。**血流障礙的其中一個要因就是血栓**（凝結成塊的血液）。體內的水分一旦減少，血液的黏稠度就會增加，形成血栓。在不同場所形成的血栓會引發各種不同的疾病，不只會影響耳朵，血栓是健康的大敵。

要預防血栓，時時補充水分是很有效的辦

補給水分的重點

POINT 1
1 次補充 1～2 杯（200～400ml）的量

不需要一次喝很多，少量多次的補充更為重要。慢慢喝可以提高身體的吸收率。

POINT 2
早上喝溫水、中午爲常溫、晚上喝溫度較低的水

配合體溫上升與下降的規律調整飲品的溫度，可以維持自律神經的平衡。

POINT 3
運動與沐浴前後、就寢前務必補充水分

運動與沐浴時，身體的水分會流失，因此必須加以補充。在就寢前喝水，目的是為了防止在睡眠中形成血栓。

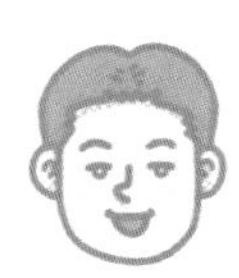

很多人都無法從飲食中攝取足夠的礦物質，建議可以飲用富含礦物質的海洋深層水。此外，在泡澡時加入鎂也很有效果。

法。前面已經提過，起床後要喝一杯水溫與體溫差不多的開水來重新設定腸內時鐘，這同時也能防止血栓形成。**白天時要在感覺口渴前就補充水分，在運動、沐浴前後，以及就寢前也一定要補充**。特別是就寢前，如此可以避免在睡眠中生成血栓。此外，配合「可以維持自律神經平衡的飲食」（135頁），水分的溫度也以**「早上為可以溫暖身體的溫度、中午為常溫（平性）、夜晚為可以冷卻身體的溫度」**為宜。

此外，由於酒精具有麻痺腦幹與小腦的作用，飲酒最好適量。而咖啡因會讓中樞神經變得亢奮，如果有耳鳴或重聽的症狀時，建議減少攝取。

日常
保健法
④

改善血液循環 讓代謝變好的有氧運動

增加血液量以維持健康 抑制心臟功能減退與老化

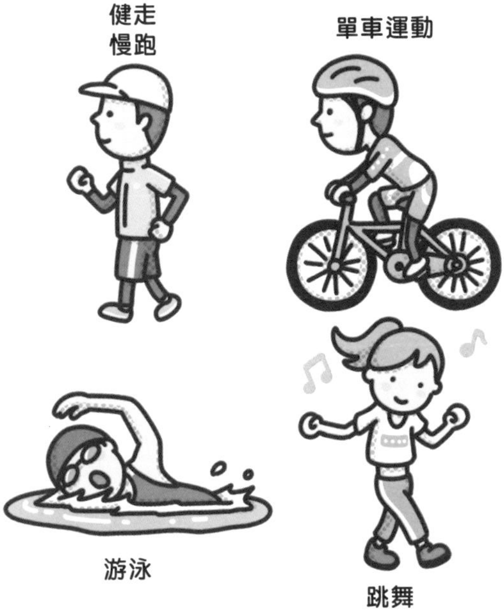

我想各位都已經很清楚，適度的運動有益身體健康，但因為這點相當重要，所以我想再加以說明。運動的效果非常多，包括**提高基礎代謝與免疫力**、**燃燒脂肪**、**放鬆肌肉與關節**、**使血液循環變好**等。基礎代謝與人體所有的器官和組織都有很深的關係，對耳朵與大腦也很重要。免疫力一旦下降，就會讓疱疹病毒再度活性化。累積內臟脂肪所造成的代謝症候群及僵硬的肌肉與關節會阻礙血流，可說運動能夠帶來巨大的好

健走的健康效果

提高心臟功能	呼吸變得急促時，心臟就會需要血液，血液量增加，循環功能也會跟著提高。
增加血液中的好膽固醇	有氧運動具有可以將血液中的中性脂肪與膽固醇轉變高密度膽固醇（HDL 膽固醇，俗稱「好膽固醇」）的作用。
調整自律神經平衡	藉由早晨的活動讓交感神經處於優勢，在白天到黑夜這段時間內，可以形成讓副交感神經在夜晚處於優勢的曲線。
促進優質睡眠	早晨沐浴在日光下可以分泌血清素，有助於生成在夜晚幫助睡眠的褪黑激素。
消除壓力	看著戶外的景色活動身體，可讓人感覺神清氣爽。此外，聆聽周圍的聲音也能給予大腦適當的刺激。

處。

特別是**增加全身的血液量，這點對於改善或預防耳鳴與重聽是不可或缺的**。以健走為例，如果開始覺得喘，身體就會需要血液。此外，健走也有**降低血液中的中性脂肪與膽固醇的效果**。心臟可讓血液從腳尖回流、再將血液送往頭部，這種違反地心引力的功能會隨著年齡增長而降低，但可藉由運動來抑制下降的程度。此外。**在早晨健走會讓自律神經中的交感神經處於優勢，可有效調節自律神經平衡，在夜晚改由副交感神經處於優勢**。外出運動**除了可以紓解壓力之外、聆聽周圍的聲音也能給予大腦適當的刺激**。

只要每30分鐘起身一次就好的耳朵深蹲

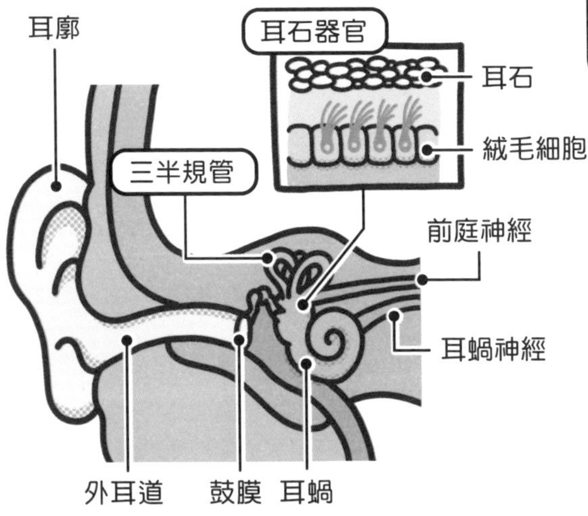

刺激耳石可讓絨毛細胞活性化

將聲音轉換為電生理訊號的絨毛細胞，有一旦減少或受損就不會再生的性質，**為了預防，必須讓細胞活性化。傾斜身體，再讓身體往水平和垂直的方向移動，耳石就會移位，並且傳遞至絨毛細胞**，這樣就能刺激絨毛細胞。除了預防耳鳴或重聽之外，絨毛細胞的活性化也能抑制人體老化。方法很簡單，只要從椅子上站起身即可。

耳石與絨毛細胞也有產生方向感的作用

耳石一旦移位，絨毛細胞所朝向的方向就會改變，藉此察覺頭部朝向何處、做出何種動作。

耳朵深蹲的做法

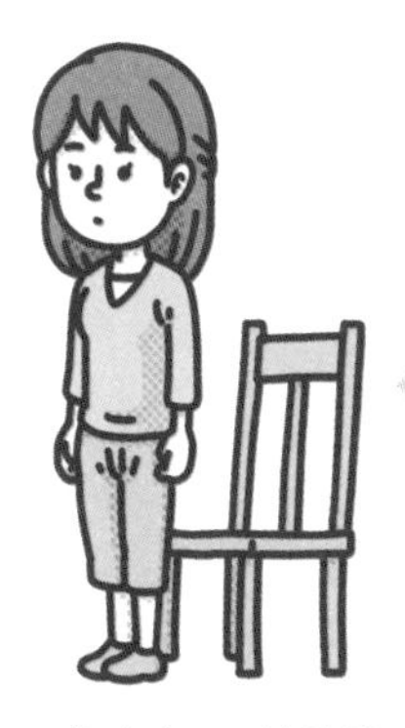

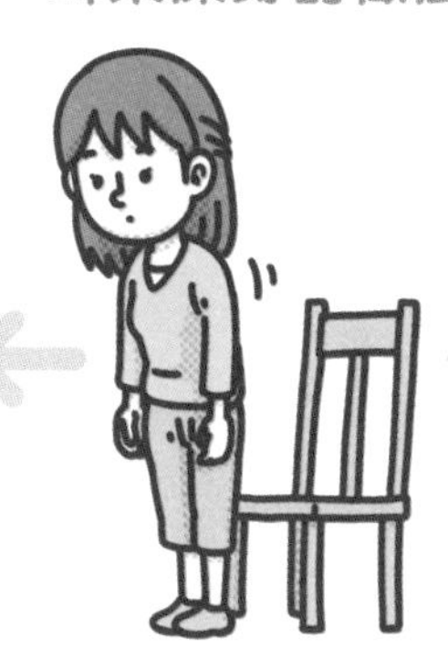

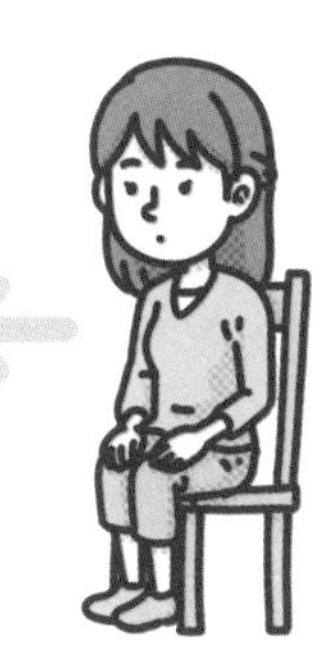

站立時，可以踮腳、旋轉肩膀，促進全身的血液循環。

站立時，將頭部往前傾，這樣可以讓耳石移動，刺激絨毛細胞。

如果一直坐在椅子上，耳石就不會移動，這會導致絨毛細胞衰弱。盡可能每 30 分鐘就起身 1 次。

也能舒緩全身的肌肉僵硬，進而預防疲勞。

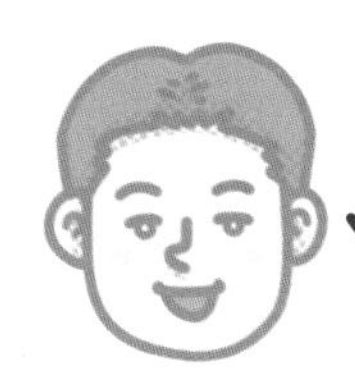

據說是 NASA（美國國家航空暨太空總署）也建議太空人做的運動。

日常保健法 ⑥

自己就能輕鬆做到的耳朵＆小腿按摩

想預防耳朵與腦部的問題要養成促進血液流動的習慣！

外耳、中耳、內耳、神經與大腦，這些部位只要出現血流障礙，都會發生異常，引發耳鳴或重聽。此外，淋巴液的循環停滯，也會成為耳蝸或三半規管水腫的原因。按摩身體可以促進血液流動，特別是**小腿，這裡負有將心臟送出的血液再送回心臟的職責，是對促進血流很有效果的部位**。按摩耳朵及耳朵周圍，也能緩和耳鳴等症狀。

一天內做幾次都 OK！

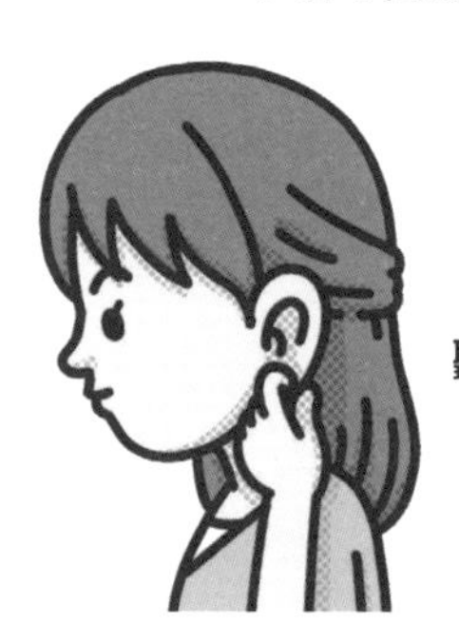

右手按摩右耳、左手按摩左耳。如圖所示，以拇指和食指輕捏耳廓往上下活動。

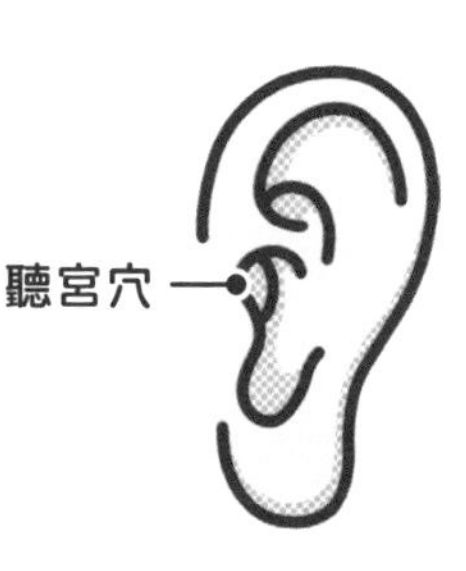

將食指放在聽宮穴上，用「覺得很舒服」的力道按壓大約30秒左右，力道不可過強。

在夜晚起身去洗手間前，先按摩小腿！

為了避免在睡眠中形成血栓，在就寢前補充水分很重要，將這個習慣與按摩小腿結合吧。此外，在夜晚起身去洗手間前，先按摩小腿 1 ～ 2 分鐘，也能消除靜脈血液停滯的狀態。

按摩小腿的做法

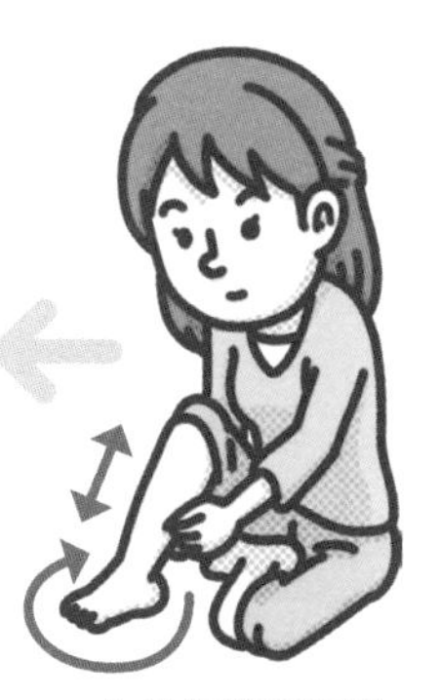

先進行準備運動。將膝蓋伸直、彎曲，左右各 5 次，接著旋轉腳踝，也可以站著做。

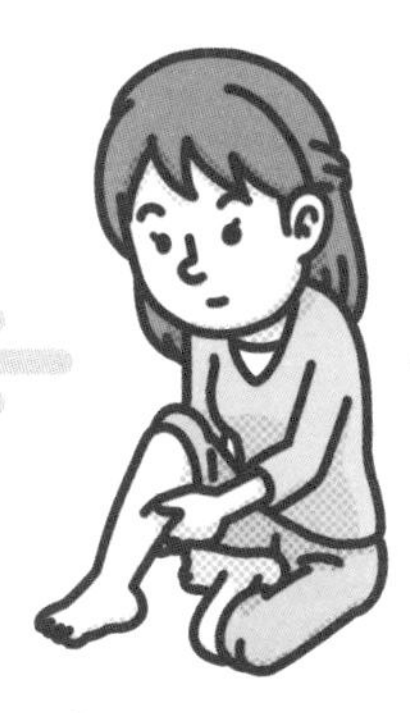

從阿基里斯腱往膝蓋後方揉捏按摩小腿背面，大約 3 分鐘。

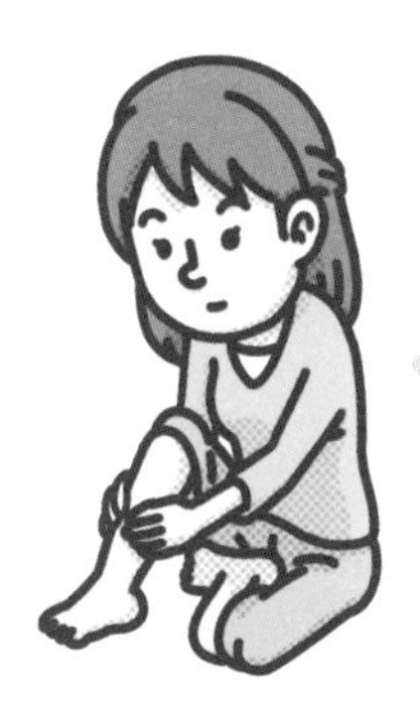

以同樣方式揉捏按摩小腿正面，另一隻腳也如法炮製。

在就寢前 1 小時做，也有助於睡眠。

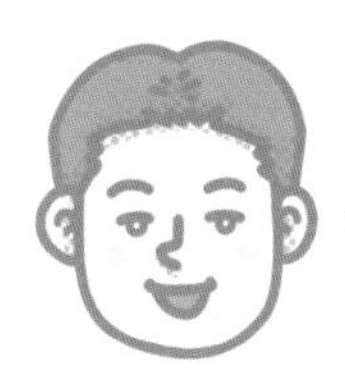

經常會長時間久坐的人要常常做！

日常保健法⑦

增加流向內耳與大腦的血液量 提高睡眠品質

維持自律神經平衡 有助於邁向規律的生活與健康的身體

想要斬斷「因為在意耳鳴而難以成眠、又因為睡眠不足讓耳鳴或重聽的症狀更加惡化」這個負面循環，只有改善生活習慣一途。依照情況，有時也會開給患者安眠藥，但這只是處理表面的問題而已，如果不從根源進行改善，同樣的狀況就會不斷重複發生。然而，也有些人很難形成規律的作息。

如果自律神經維持平衡，自然而然就會形成

可以帶來優質睡眠的日常生活習慣

沐浴在晨光中
讓身體分泌血清素，這種神經傳導物質可以讓交感神經處於優勢，在生成促進睡眠的褪黑激素時也會用到。

時時補充水分
保持血流順暢的狀態，在就寢前補充水分，讓身體出汗，可以降低核心體溫，使人容易入睡。

泡半身浴來放鬆身心
在消除壓力與疲勞的同時，還有讓副交感神經處於優勢的效果，可讓心情變得平靜，產生睡意。

遠離藍光
智慧型手機或電腦等 3C 產品所發出的藍光會刺激交感神經，在就寢前最好避免使用。

自律神經的平衡與體溫間的關係

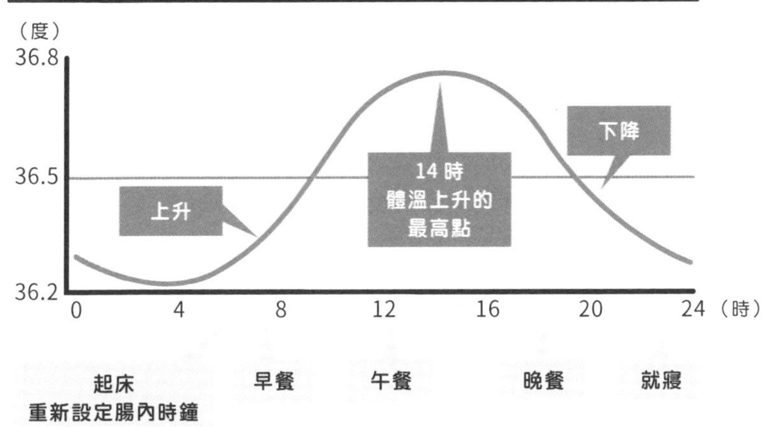

讓體溫在就寢前下降，使副交感神經處於優勢，會比較容易入眠。

從起床到就寢的生活節奏。自律神經分為活動模式的交感神經與休息模式的副交感神經兩種，理想的平衡為「從起床後到中午，這段時間都由交感神經處於優勢，從午後到就寢這段時間則轉為由副交感神經處於優勢」。**副交感神經會讓血管擴張，所以流向內耳與大腦的血液量就會降低**，這樣可以讓人睡得好。此外，**自律神經的平衡與體溫息息相關**，可以藉由飲食（134頁）與補充水分（136頁）來調節體溫。

去除會讓交感神經亢奮的壓力或疲勞，以及避免藍光的刺激也是很重要的。

預防對策①

持之以恆，每天都做就能看到效果的聽覺訓練

同時作用於聽覺與腦部讓「聽力」變得更清晰

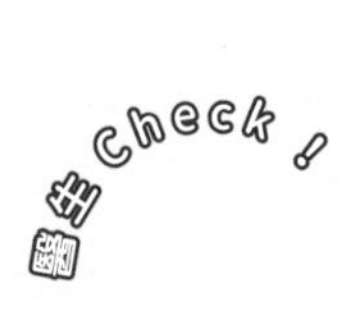

進行訓練前的注意事項

❶如果使用入耳式耳機或耳罩式耳機，要調整音量（注意音量不要過大）。

❷若未使用入耳式耳機或耳罩式耳機，要盡可能讓聲音來源處於雙耳正中間。

❸包含耳鳴、重聽與眩暈等症狀在內，身體不適時，請不要進行訓練。

❹有配戴助聽器的人，請在配戴助聽器的情況下進行訓練。

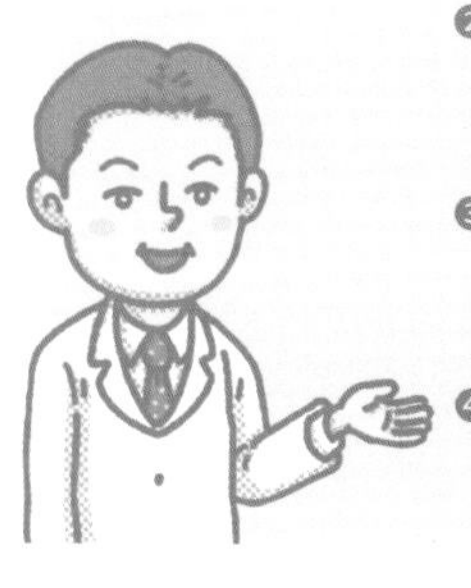

像老年性聽力障礙這樣的內耳障礙會影響到腦部，有時會導致認知功能減退，要解決這個問題的其中一種方法，就是聽覺訓練。與助聽器療法（122頁）或聽覺復健（100頁）這些需要在醫療專業人士的指導下進行的方式不同，也有自己就能夠做的訓練。這**不只能抑制耳鳴或重聽的症狀發展，因為具有很好的預防效果，即使是「聽力」沒有問題的人，希望各位也能開始進行**。

聽覺訓練的效果

藉由將注意力放在訓練上，持續進行

傳達力、感知力及認知力提高	大腦的處理能力提高

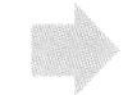

「聽力」變得清晰！

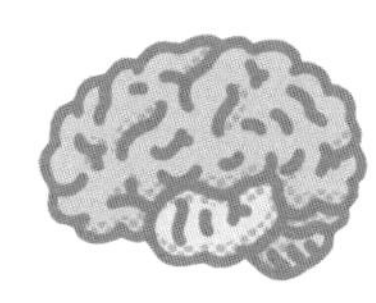

大腦活性化可以預防失智症

大腦如果產生異常反應，就會發生問題，要是停滯的話，功能就會逐漸減退，認知功能退化也是其中之一。聽覺訓練可以讓大腦做出正常的反應，產生活化大腦的效果。

聽覺訓練有**讓「聽力」變得清晰的效果**，在本診所會將專用的音源錄製成CD後，交給患者使用，但即使沒有專用的CD，也能夠進行訓練。訓練大致可分為2種，第1種是**藉由音源來刺激聽覺與大腦**，讓各自的功能活性化，可以更容易聽清楚聲音；另1種則是**讓聽覺與腦幹、聽覺皮質區及語言中樞同時活動，以此提高大腦的處理能力**。如果以「認知到聲音後再加上思考能力」來說明的話，各位應該會比較容易理解吧，這樣也能抑制認知能力的減退。

訓練的成果會因為持續進行和注意力而產生差別，以「對訓練樂在其中」的心態來進行會比較好。

預防對策②

以自己喜歡的音樂進行的改變對聲音認知的訓練法

藉由提高對聲音的注意力讓聽覺與大腦變得更敏銳

很令人意外的，在日常生活中，我們幾乎不會集中注意力聆聽某個特定的聲音。準備好可以讓自己放鬆的樂曲後，請將**注意力集中在樂器的聲音上**。讓**樂音在腦中活動、並且感受這些聲音的動態，如此應該會產生從未有過的感覺**才是。這樣可以刺激聽覺與大腦，讓器官原本具有的功能覺醒。**大約持續進行10天左右，大概就能感受到「聽力」在「清晰度」上的變**化吧。

訓練方式

①選擇曲目

選擇使用鋼琴或豎琴等音色優美的樂器所演奏的曲目，亦可選擇古典樂等能夠讓人放鬆的音源。

②將注意力放在聲音上

靜下心來仔細聆聽聲音的變化。即使聽不清楚，也要努力試圖聽見，將注意力放在聲音的流動上。

③掌握聲音的方向

讓樂器的聲音在腦中往右繞１圈，再往左繞１圈，將注意力放在聲音移動到頭部的哪個部位上。

④掌握聲音的立體感

以耳朵來感受各種聲音的「動態、速度與擴散」。也可以閉上眼睛，想像樂曲所描述的畫面。

抑制腦幹的功能衰退

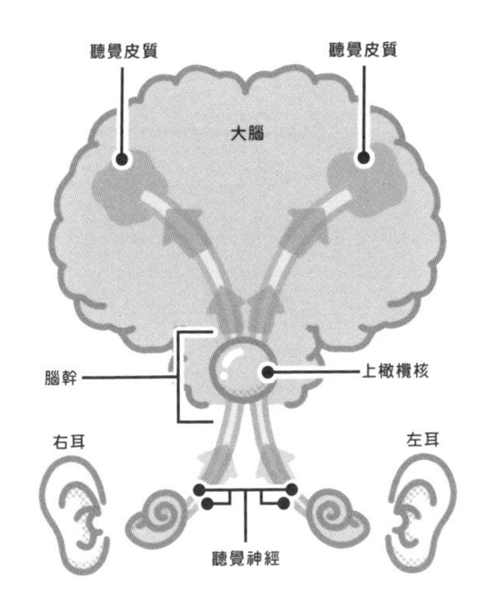

提高資訊的傳達力

左右兩耳各有 2 條通往同一側與另一側、不同方向的聽覺神經，會在腦幹中的上橄欖核處交會，並連接至右腦與左腦兩邊的聽覺皮質。此外，將血液運送至腦部的血管會通過腦幹，這裡同時也連接著作為大腦與身體各處資訊聯絡通路的脊椎，可說是傳遞資訊的大門。

檢測一下腦幹的功能狀態吧！

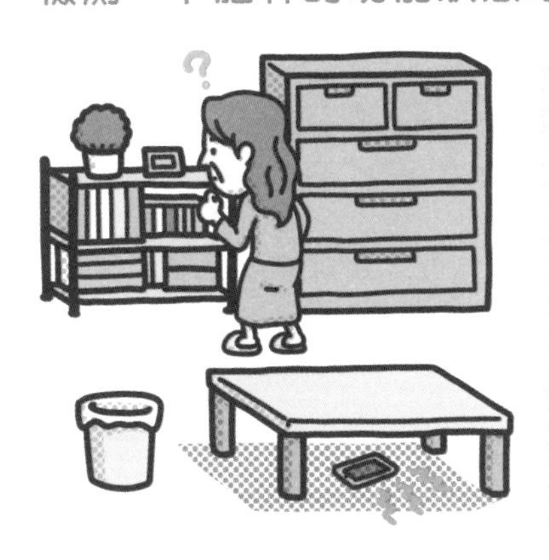

檢測法

❶請他人幫忙將手機藏在房間某處。

❷請他人撥打自己的電話。

❸靠著電話鈴聲來找出手機的所在地。

如果一聽到鈴聲就能馬上找到手機，代表腦幹的功能正常運作，要是必須四處尋找才能找到的話，腦幹功能退化的可能性很高，因為判斷聲音來源也是腦幹的功能之一。

預防對策③

將注意力集中在語言上的聆聽朗讀訓練法

如果能夠選擇聆聽自己想聽的聲音就能夠過濾不想聽的聲音

將注意力放在聲音上後，聽覺與腦部的活性會跟著改變，也就是**可以發展出「即使在噪音之中也能篩選出『自己想聽的聲音』」的能力**。

本診所使用的音源，就是在充滿雜音的環境中錄製的朗讀。如果使用一般的朗讀，播放時不必使用入耳式耳機或耳罩式耳機，可以有生活環境音等雜音中狀況下進行訓練。**將注意力放在朗讀的內容與發音，可以提高大腦機能**。

訓練方式

①準備要聆聽的朗讀作品

準備朗讀的音源。可以活用朗讀的 CD 或手機應用程式、網路的朗讀服務等。

②理解朗讀的內容

不要在意其他雜音，將意識集中在語言上，理解朗讀的內容。

③複誦朗讀的內容

停下音源，複誦聽到的內容，複誦時要注意張大嘴巴，確實發出聲音。

④加入抑揚頓挫來複誦

再聽一次朗讀的內容，留意音調的高低起伏，以同樣的發音複誦一次。

朗讀音源的準備方式

朗讀 APP

有很多專門朗讀故事的應用程式，此外，做成有聲書的書籍也逐漸增加。

CD 或 DVD

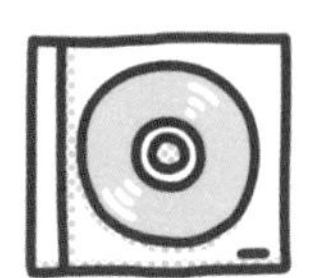

也可以活用收錄朗讀內容的 CD 或 DVD。選擇自己喜歡的故事，一邊享受內容一邊進行訓練也不錯。

電視或廣播

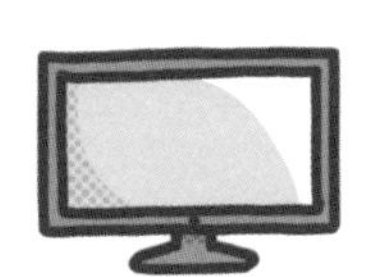

有時會播放朗讀節目。如果是電視節目，請閉上雙眼仔細聆聽。

不只是聽，複誦內容可以讓腦部更加活性化！

讓大腦放鬆

呈 2 圈半螺旋狀的耳蝸，會以「高音、中音、低音」的順序處理傳來的振動。較低的音源可以讓人感覺平靜。

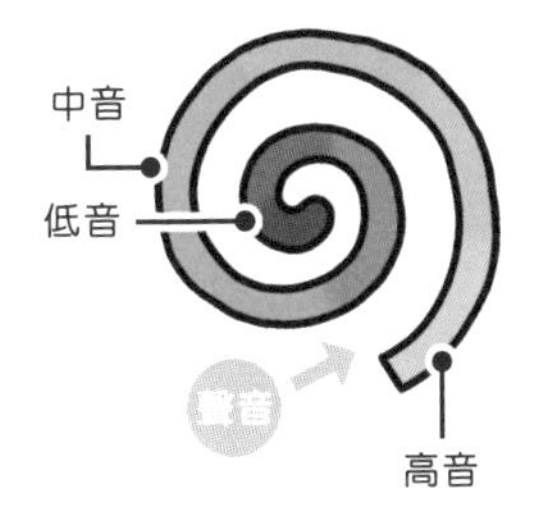

懷念的曲子可以讓人覺得平靜

聆聽自己喜歡的歌曲時，與「低音可使人平靜」的觀點無關，但也有同樣的效果。一邊回想當時的情景一邊欣賞，讓大腦好好放鬆吧。

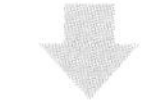

也有預防失智症的效果！

預防對策 ④

不看字幕，仔細聆聽內容的電視訓練法

讓自己即使在放鬆狀態下也能提高對聽覺與大腦的意識

電視新聞節目的主播，是「『將資訊傳達給他人』這種說話方式」的專家，因此，他們的聲音最適合用來進行聽覺訓練。事先設定好，讓畫面不會出現字幕，**將聽覺專注在主播的聲音上**。之後**以「睜開眼睛時也能與閉著眼睛時一樣，可以在放鬆狀態下聽清楚主播的播報內容」為目標**如果練習從畫面來推測新聞內容的話，也能提高認知功能。此外，還有錄下節目後再加以活用的訓練方式。

訓練方式

①收看新聞節目

活用電視上的新聞節目。最好選擇以播報新聞稿為主的節目。

②關閉字幕功能

為了去除從視覺獲得的資訊，將字幕功能關閉。

③將注意力放在「用大腦聽」這件事上

剛開始進行時先閉上眼睛，將注意力集中在主播所說的話上面，習慣後再張開眼睛，讓自己能夠在放鬆的狀態下聽清楚內容。

④看著畫面推測新聞內容

從畫面來推測新聞內容，擴展大腦的活用區域。大約花 15 分鐘進行①～④的訓練。

以速聽來提高大腦的處理能力

縮短「大腦辨識來自聽覺的資訊」的時間！

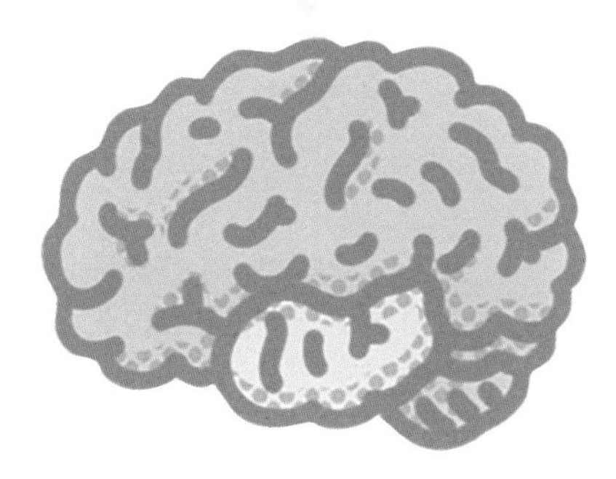

所謂的「速度錯誤感知」是

開車時，在高速公路上開了一段距離後，再回到一般道路時，會感覺行車速度比儀表板上顯示的速度還要慢，這是大腦所產生的錯覺。速聽就是利用這種感知，以倍速度聆聽朗讀或電視節目後，再以原來的速度聆聽，就會覺得速度變慢，更容易理解內容，也可說是大腦的處理能力提高了。

錄下電視節目後進行訓練

錄下來的節目可以調整播放速度。錄下新聞節目，將速聽加入電視訓練法的訓練清單裡吧。

以正常的速度聆聽 3 分鐘

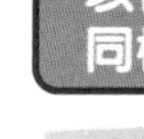

以倍速聆聽同樣的內容

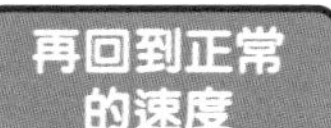

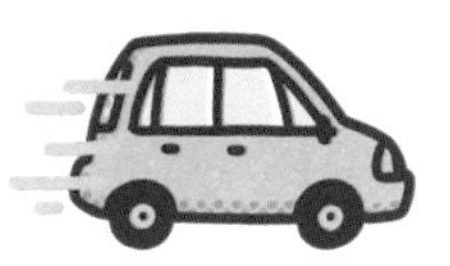

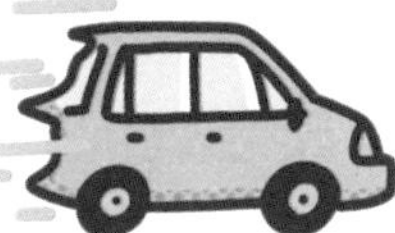

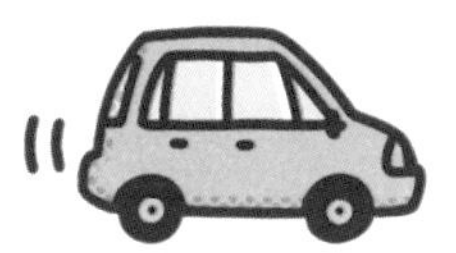

喚醒大腦原本的能力
讓「聽力」更清晰！

預防對策 ⑤

可以在外出時做的於喧鬧場所進行的對話訓練

提高「聽力」的清晰度後，就在日常生活中進行訓練吧！

因為耳鳴或重聽而減少外出或與他人接觸，這對於改善症狀、預防症狀發展或發病來說都是反效果。**想要對聽覺與大腦進行適度的刺激，與社會或他人進行交流會很有幫助。**以聽覺訓練提高「聽力」的清晰度後，就踏出家門，在周遭充滿各種聲音的情況下進行訓練。**藉由「雞尾酒會效應」來培養「選擇自己想聽的聲音」的能力。**

訓練方式

①在餐廳或商店街進行對話

與家人或朋友一起出門，在周圍充滿噪音的喧鬧場所進行對話。

②仔細聆聽對話內容

在噪音中仔細傾聽對方的聲音，聽懂對方所說的話。

③自己也積極開口

說話時使用的音量與在安靜場所對話時相同，盡量不要提高音量。

如果聽不清楚的話……

可以事先告知對方自己聽不清楚，在對方理解的情況下，較易進行訓練。

一個人就可以做的外出訓練

所謂的「雞尾酒會效應」是

大腦在眾多聲音中，無意識地選擇自己所需的資訊（聲音）的功能，同時無視那些「不想聽的聲音」。

一邊散步一邊側耳傾聽吧！

各位是否能在人聲或車聲等噪音中，聽見鳥鳴、風聲或雨聲呢？此外，也可以仔細聽聽自己走路時的腳步聲。訓練可以使人在喧鬧中聽到微小的聲音。

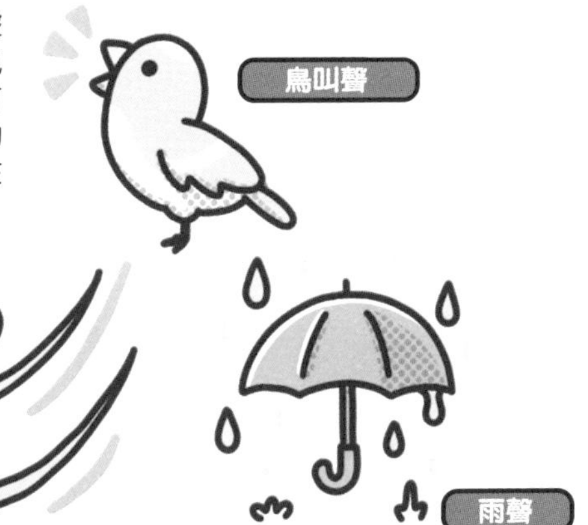

將注意力集中在一個聲音上，讓大腦活性化！

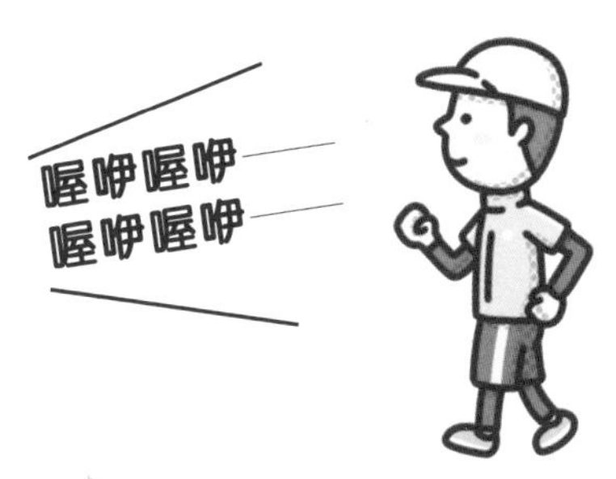

判斷聽覺的資訊並將之傳達給大腦的腦幹，也有察覺聲音方向的功能。如果在散步中聽到救護車或巡邏車的警笛，就試著判斷看看聲音是從哪個方向傳來的吧，這樣做可以刺激腦幹。

察覺聲音的方向可以讓腦幹活性化！！

後記

耳鳴與重聽都是肉眼看不見的疾病，不被周圍的人理解，在症狀慢性化或重症化後，感覺自己彷彿受到孤立的病例不在少數。其結果，有時會併發憂鬱症或發展為失智症。

對於耳鳴，請各位「不要放棄」。只要開始改善生活習慣，接受正確的治療，大約有8成的人都可以自在生活。在演變為重症化之前，快找專科醫生諮詢吧。除了部分因疾病所引發的重聽，幾乎所有的重聽都屬於因年齡增長而引起的老年性聽力障礙。很遺憾的，現在的醫療並不能治療這種重聽。在我剛當上醫生的時候，教科書上寫的是「感音性聽力障礙無法治療」。但是，關於聽不見的問題，可以用助聽器來解決，至於使用助聽器成效不彰的雙側重度感音性聽力障礙，則可植入人工電子耳，這個手術可以幫助患者找回「聽覺」。此外，進行聽覺復健（鍛鍊耳朵與大腦），也能夠提升分辨聲音的能力。讀完本書，相信各位應該能夠理解這些才是，請不要放棄，繼續努力吧。

過去，我有個與耳鳴患者有關的苦澀回憶。患者的耳鳴略有改善，人也變得有精神了，但某一天，他卻試圖自殺，幸好並沒有成功。患者主訴耳鳴，從初診開始就進行了各種治療，也因為接受諮商而好轉，但憂鬱的症狀加劇，便想要結束自己的性命。我剛當上醫生那時，世上雖然有很多罹患耳鳴的患者，但因為沒有治療方式，所以幾乎沒有受到重視。然而，我看過許多患者，獨自懷著他人無法理解的痛苦，這讓我再一次深刻體會到，不論是何種症狀或疾病，即使只有一點也好，能幫患者減少痛苦，就是身為醫師的職責。

因為重聽無法用肉眼辨別，所以他人也會難以和患者溝通。雖然有先天性聽力障礙、突發性聽力障礙、老年性聽力障礙等各種不同種類的重聽，但大多數都還沒有已經確立的治療方法。即使有助聽器、人工電子耳，或是進行聽覺復健，但效果仍然有其極限。雖然基因療法與再生醫療有所發展，但在成熟之前，為了打破現狀，也需要患者本身的努力。雖然聽力無法恢復，但「對聲音的理解力」只要加以鍛鍊，就能有所改善。

醫療的發展日新月異，20年後再回頭看現在的醫療科技，也會覺得過時。關於耳鳴與重聽的診斷、治療都還在發展中，接下來也必須努力研究和累積臨床經驗才行。如果您有任何意見，請務必提供給我，讓我們一起集思廣益。現今的社會保障制度並不夠充分，雖然「不論何時何地，任何人都能夠接受同樣的醫療」是日本引以為傲的國民健康保險制度的理念，但以社會情勢來判斷，要做到這些也會越來越困難。被稱為「醫療、安全與水都免費」的時代已經結束了，少子高齡化急速進行，各方面都急需對策。醫生與患者攜手合作、充分溝通是最基本的，在有效利用現今醫學的同時，患者與醫師雙方進行意見交流，時而互相妥協、時而改變想法。希望這個領域能蓬勃發展。

各位，讓我們一起加油吧！一起健健康康地長命百歲！

坂田 英明

〔參考文獻〕

《眩暈がわかる》（医学同人社）
《「重聴」聞こえがクリアになる CD ブック》（マキノ出版）
《あきらめないで！ 耳鳴りは 1 分でよくなる》（マキノ出版）
《あぶない！ 聞こえの悪さがボケの始まり》（小学館）
《耳鳴り 自分で治す最強事典》（マキノ出版）
《重聴 聞き取りをよくする CD ブック》（マキノ出版）
《腸を整える「食べ方」で「フワフワ眩暈」は改善する！》
（PHP 研究所）
《【読む常備薬】図解 いちばんわかりやすい眩暈の治し方》
（河出書房新社）

TITLE

圖解　名醫傳授健康知識　耳鳴・重聽

STAFF

出版	瑞昇文化事業股份有限公司
作者	坂田英明
譯者	林芸蔓
創辦人 / 董事長	駱東墻
CEO / 行銷	陳冠偉
總編輯	郭湘齡
文字編輯	張聿雯　徐承義
美術編輯	朱哲宏
國際版權	駱念德　張聿雯
排版	曾兆珩
製版	印研科技有限公司
印刷	龍岡數位文化股份有限公司
法律顧問	立勤國際法律事務所　黃沛聲律師
戶名	瑞昇文化事業股份有限公司
劃撥帳號	19598343
地址	新北市中和區景平路464巷2弄1-4號
電話	(02)2945-3191
傳真	(02)2945-3190
網址	www.rising-books.com.tw
Mail	deepblue@rising-books.com.tw
港澳總經銷	泛華發行代理有限公司
初版日期	2025年1月
定價	NT$350 / HK$109

ORIGINAL EDITION STAFF

企画・編集	セトオドーピス
デザイン	株式会社東京 100ミリバールスタジオ
イラスト	大野直人

國家圖書館出版品預行編目資料

圖解名醫傳授健康知識 : 耳鳴.重聽/
坂田英明作 ; 林芸蔓譯. -- 初版. --
新北市 : 瑞昇文化事業股份有限公司
2025.01
160面 ; 12.8X18.8公分
ISBN 978-986-401-804-8(平裝)

1.CST: 耳科 2.CST: 保健常識

416.81　　113018943